中等职业教育护理类专业第二轮教材

（供医药卫生类专业使用）

U0297385

职业生涯规划与就业指导

主　编　张志强

副主编　王彤宇　宫晓波

编　者　（以姓氏笔画为序）

万叶竹（绥化市卫生学校）

王　爽（哈尔滨市卫生学校）

王彤宇（黑龙江医药卫生学校）

吕浩然（牡丹江市卫生学校）

邱尚瑛（黑龙江医药卫生学校）

张志强（黑龙江医药卫生学校）

陈虹铮（海南科技职业大学）

宫晓波（哈尔滨市卫生学校）

中国健康传媒集团

中国医药科技出版社

内 容 提 要

　　本教材是"中等职业教育护理类专业第二轮教材"之一。全书共 8 章,依照职业生涯规划及管理调整的顺序展开,引导学生关注职业生涯可持续发展,提升职业素养,为就业做好准备,从就业指导方面阐述了中职生在顶岗实习中应注意的问题。每个章节均设有学习目标、案例分析及目标检测与知识扩展。本教材为书网融合教材,每章都配有同步教学课件、微课、题库等相应的数字化教学资源。本教材适用于中等卫生职业学校学生。

图书在版编目(CIP)数据

职业生涯规划与就业指导/张志强主编 . —北京:中国医药科技出版社,2021.12
中等职业教育护理类专业第二轮教材
ISBN 978 - 7 - 5214 - 2618 - 2

Ⅰ.①职… Ⅱ.①张… Ⅲ.①职业选择 - 中等专业学校 - 教材 Ⅳ.①G717.38

中国版本图书馆 CIP 数据核字(2021)第 172988 号

美术编辑　陈君杞
版式设计　友全图文

出版　**中国健康传媒集团**｜中国医药科技出版社
地址　北京市海淀区文慧园北路甲 22 号
邮编　100082
电话　发行:010 - 62227427　邮购:010 - 62236938
网址　www. cmstp. com
规格　787mm×1092mm $^1/_{16}$
印张　8 $^1/_4$
字数　176 千字
版次　2021 年 12 月第 1 版
印次　2021 年 12 月第 1 次印刷
印刷　北京紫瑞利印刷有限公司
经销　全国各地新华书店
书号　ISBN 978 - 7 - 5214 - 2618 - 2
定价　**35.00 元**

获取新书信息、投稿、为图书纠错,请扫码联系我们。

2012年，中国医药科技出版社根据教育部《中等职业教育改革创新行动计划（2010—2012年）》精神，组织编写出版了"全国医药中等职业教育护理类专业'十二五'规划教材"，受到广大医药卫生类中等职业院校师生的欢迎。为了进一步提升教材质量，紧跟学科发展，根据教育部颁布的《国家职业教育改革实施方案》（国发〔2019〕4号）、《中等职业学校专业教学标准（试行）》（教职成函〔2014〕48号）精神，中国医药科技出版社有限公司经过广泛征求各有关院校及专家的意见，于2020年3月正式启动组织第二轮教材的编写工作。在教育部、国家药品监督管理局的领导和指导下，在本套教材建设指导委员会专家的指导和顶层设计下，中国医药科技出版社有限公司组织全国相关院校教学经验丰富的专家、教师精心编撰了第二轮教材，该套教材即将付梓出版。

本套教材全部配套"医药大学堂"在线学习平台。主要供全国医药卫生中等职业院校护理类专业教学使用，也可供医药卫生行业从业人员继续教育和培训使用。

本套教材定位清晰，特点鲜明，主要体现如下几个方面。

1.立德树人，课程思政

教材内容将价值塑造、知识传授和能力培养三者融为一体，在教材专业内容中渗透我国护理事业人才必备的职业素养要求，潜移默化，让学生能够在学习知识的同时养成优秀的职业素养。优选"实例分析/岗位情景模拟""你知道吗"内容，体现课程思政。

2.立足教改，适应发展

为了适应职业教育教学改革需要，教材注重以真实护理项目、典型工作任务为载体组织教学单元。遵循职业教育规律和技术技能型人才成长规律，体现中职护理类专业人才培养的特点，着力提高学生的临床操作能力。以学生的全面素质培养和行业对人才的要求为教学目标，按职业教育"需求驱动"型课程建构的过程，进行任务分析。强调教材的针对性、实用性、条理性和先进性，既注重对学生基本技能的培养，又适当拓展知识面，实现职业教育与终身学习的对接，为学生后续发展奠定必要的基础。

3.强化技能，对接岗位

教材体现中等职业教育的属性，使学生掌握一定的技能以适应岗位的需要，具有一定的理论知识基础和可持续发展的能力。理论知识把握有度，既要给学生学习和掌握技能奠定必要的、足够的理论基础，也不要过分强调理论知识的系统性和完整性；

注重技能结合理论知识，建设理论-实践一体化教材。

4.优化模块，易教易学

设计生动、活泼的教学模块，在保持教材主体框架的基础上，通过模块设计增加教材的信息量和可读性、趣味性。例如通过引入实际案例以及岗位情景模拟，使教材内容更贴近岗位，让学生了解实际岗位的知识与技能要求，做到学以致用；"请你想一想"模块，便于师生教学的互动；"你知道吗"模块适当介绍新技术、新设备以及科技发展新趋势、行业职业资格考试与现代职业发展相关知识，为学生后续发展奠定必要的基础。

5.产教融合，优化团队

现代职业教育倡导职业性、实践性和开放性，职业教育必须校企合作、工学结合、学作融合。专业技能课教材，鼓励吸纳1~2位具有丰富实践经验的岗位人员参与编写，确保工作岗位上先进技术和实际应用融入教材的内容，更加体现职业教育的职业性、实践性和开放性。

6.多媒融合，数字资源

本套教材全部配套"医药大学堂"在线学习平台。理论教材在纸质教材建设过程中，建设与纸质教材配套的数字化教学资源，增加网络增值服务内容（如课程PPT、习题库、微课、动画等），使教材内容更加生动化、形象化。此外，平台尚有数据分析、教学诊断等功能，可为教学研究与管理提供技术和数据支撑。

编写出版本套高质量教材，得到了全国各相关院校领导与编者的大力支持，在此一并表示衷心感谢。出版发行本套教材，希望得到广大师生的欢迎，并在教学中积极使用本套教材和提出宝贵意见，以便修订完善，共同打造精品教材，为促进我国中等职业教育护理类专业教学改革和人才培养做出积极贡献。

中等职业教育护理类专业第二轮教材
建设指导委员会名单

数字化教材编委会

主　编　张志强

副主编　王彤宇　宫晓波

编　者　（以姓氏笔画为序）

　　　　万叶竹（绥化市卫生学校）

　　　　王　爽（哈尔滨市卫生学校）

　　　　王彤宇（黑龙江医药卫生学校）

　　　　吕浩然（牡丹江市卫生学校）

　　　　邱尚瑛（黑龙江医药卫生学校）

　　　　张志强（黑龙江医药卫生学校）

　　　　陈虹铮（海南科技职业大学）

　　　　宫晓波（哈尔滨市卫生学校）

前言

职业生涯规划与就业指导是中等职业学校学生必修的一门德育课程。对中等职业学校学生进行职业规划指导，旨在教会学生依据社会发展需要、职业需求和个人特点进行职业生涯设计的方法，提高自身素质、自主择业、立志创业的自觉性。顶岗实习是全面落实素质教育、培养具有实用专业技能的高素质人才的需要。顺利完成学业任务，安全稳定完成顶岗实习工作，能够为毕业以后的就业打下坚实的基础。因此在学生走入社会、进入行业参加顶岗实习前，必须全面进行就业指导。

全书共包括8章。第一章至第五章为职业生涯规划，依照职业生涯规划及管理、调整的顺序展开，引导学生关注职业生涯可持续发展，提升职业素养，为就业做好准备。第六章至第八章为就业指导，分别从迈进行业、在行业中、走向就业三方面阐述了中职生在顶岗实习中应注意的问题，引导学生形成正确的职业价值观，成为合格的、有敬业精神的人才。

在教材编写过程中，针对中职生教育特点以及当今社会就业现状，坚持实用为度，以指导学生规划职业生涯、突出就业能力培养为宗旨，力求贴近学生、贴近实际。每章节包含理论基础知识、参考案例、互动练习等，便于学生加深内容理解，巩固理论知识，培养学生解决实际问题的能力。本书为书网融合教材，配套有教学课件、微课以及题库等数字资源，即纸质教材有机融合数字化教材，使教学资源更多样化、立体化。

在教材的编写过程中，参考和引用了一些专家、学者的著作及部分文献，特此向这些作者表示由衷的感谢。由于编写者的水平有限，会有一些不足之处，恳请读者提出宝贵意见，以便今后进一步修改和完善。

编　者
2021 年 9 月

目录

- 1. 掌握职业生涯规划以及中职生职业生涯规划的特点。
- 2. 熟悉职业、职业生涯、职业理想的内涵。

- 1. 掌握所学专业对应的职业群；职业资格证书的内容；职业对从业者的素质要求；职业价值观取向要点。
- 2. 熟悉兴趣、性格、能力相关内容；在日常和学习生活中养成良好行为习惯的方法。

- 1. 掌握制定职业生涯发展目标的方法；近期目标的制定原则；制定措施的方法；落实近期目标措施的方法。

2. 熟悉职业生涯发展目标需要符合的发展条件；阶段目标的设计要领与思路；制定措施的要素。

1. 掌握当前就业形势；正确的就业观；学校人和职业人的区别；在校期间角色转换准备。

2. 熟悉"就业难"的严峻形势；就业政策；创业是就业的另一种形式。

1. 掌握职业生涯规划的管理方法，初步学会管理职业生涯规划。

2. 熟悉职业生涯规划的基础知识和常用方法，理解职业生涯规划在学生发展中作用，做好自己的职业生涯规划。

1. 掌握做好顶岗实习的准备工作；做好面试的准备工作；面试礼仪。

2. 熟悉顶岗实习的相关纪律及权益保护；面试的内容。

1. 掌握顶岗实习中的安全及顶岗实习中的问题；顶岗实习中安全的重要性。

2. 熟悉企业喜欢的员工类型；安全责任教育。

1. 掌握就业制度和相关政策。

2. 熟悉劳动合同的概念、分类以及内容。

第一章 职业生涯规划与职业理想

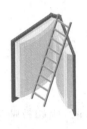

【学习目标】

1. **掌握** 职业生涯规划以及中职生职业生涯规划的特点。

2. **熟悉** 职业、职业生涯、职业理想的内涵。

3. **了解** 职业生涯规划对实现职业理想的重要性，初步形成正确的职业理想取向。

进入中等职业学校，多数同学将步入社会舞台，在人生的跑道上拼搏前行，体验工作的快乐与艰辛。职业生涯规划制定得越早、步骤越详细，实现自己梦想的可能性越大。任何一个人的成功都不是偶然的，而是长期坚持、学习、积累的成果。制定一份职业生涯规划，然后一步一个脚印，坚持到底地去完成，终有一日会实现自己的理想。

第一节 面向未来的职业生涯规划

PPT

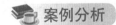 案例分析

小陈的职业规划

案例：小陈家在农村，父亲外出打工，母亲务农，生活拮据。年少懂事的小陈为了减轻父母的负担，决定报考中职学校，学习一技之长，好早日踏上工作岗位。在机电专业学习的他，知道有几十家国内外公司在家乡附近的开发区落户，需要大批专业技术工人。他给自己的未来制定了"三步走"的计划：第一步，在校努力学习，成为一名优秀的中职毕业生；第二步，毕业后争取进入某一家大企业工作，尽快熟悉业务，在企业里立足；第三步，努力专研业务，争取成为技术能手。小陈在校时，心中不断描绘着自己未来的职业前景，努力学习，积极参加班级、学校组织的活动，还担任了校刊的主编及校团委宣传部部长，实习时也有意识地加强实际工作能力。正因为有这些平时的积累，毕业时，他从众多竞争者中脱颖而出，顺利地被一家大公司录用。进入公司后，他虚心好学、爱岗敬业，成为了一名称职的员工。经过公司考察，他被安排到产品检验科，负责空调安全、性能测试。他注意和同事团结协作，责任心强、刻苦专研，不但很快适应了新的工作环境，而且提出了多项合理化建议。他负责过公司新产品开发测试、成品质量控制等工作，参加过阻燃性常规检验等项目。小陈在工作

之余，积极参加企业文化活动，在集团刊物上发表文章，策划与组织读书报告会、书法展览、足球比赛、质量宣传月等活动，是企业领导和同事们心目中十分活跃、十分敬业的好员工、好同事。已经成为项目经理的他，靠着不断的努力，正一步步地向心中的目标前进。

思考：小陈一步一步迈向目标的原因是什么？这给了你什么启示？

分析：小陈为自己制定了明确的职业生涯发展目标，并按照目标为之努力。职业生涯规划能让我们明确发展目标，并有步骤地向目标前进。

一、职业生涯规划

（一）职业生涯的概念

在日常生活中，说起职业，我们很多时候会用到"生涯"这个词，比如教师生涯、军旅生涯、从医生涯等。职业生涯就是一个人的职业经历，它是一个人一生中从接受职业培训开始到职业劳动终结所经历的行为过程。它包括多方面的内容。一方面，它是一个人一生中职业、职位、承担角色的变迁过程，是一个漫长的发展过程。另一方面，它是一个人的职业观、价值观、愿望和成就感的不断完善和实现的过程。第三方面，它与个人的主观感受相关联。它可以与财富、地位相关联，可以与幸福、成功相关联，还可以与快乐、享受相关联。

过去比较传统的职业生涯观念是一个人一生中只从事某一种职业（如护士、教师、记者等），在这个终生职业中持续而稳定地取得晋升和发展。它是按照该职业所特有的发展阶梯连续不断地向上攀登的发展过程。现在，越来越多的人开始突破传统模式，在有意无意中接受并实践着多变性的职业生涯理念。多变性职业生涯是指由于个人的兴趣、能力、价值观及工作环境等主客观因素发生改变，一生中会经历多种工作甚至职业、行业。人们在这种不断的改变中尝试、寻找更适合自己的工作领域和工作机会，有的人一生中都在变换不同的职业甚至是行业。作为职业学校的学生，我们要全面提高综合素质，以便在激烈的就业竞争中为适应多个不同职业而做好充分准备。

（二）职业生涯规划的概念

职业生涯规划就是规划从开始工作到退休的整个职业历程，是指在客观分析自己的兴趣、爱好、能力、价值观、职业素质等条件的基础上，进行分析、总结，确定最佳的职业奋斗目标，并为实现这一目标做出行之有效的安排。每个人要想使自己的一生过得充实而有意义，就必须有自己的职业生涯规划。中等职业学校学生正处在个人职业生涯的探索阶段。中职学生的职业生涯规划是指踏入职业学校大门的学生对自己的职业志向进行计划、准备、尝试的过程。正确、合理地规划自己的职业生涯，是中职学生探索自己终身职业志向的第一步，也是树立职业观、人生观和价值观的开端。

中职学生的职业生涯规划不仅表现在学生对自己有了充分的认识和明确的阶段性职业目标，还表现在有具体的行动方案，一步一个脚印、踏踏实实地朝前走，这样就保证了学生职业发展的有效性。而长远目标的确定，也使学生不会急功近利地为一些眼前的利益而盲目跟风，而是有条不紊地按自己的规划发展自己，这样就保证了学生职业发展的可持续性，这样的发展也是每个学生个性化的发展，是走具有自己特色的职业发展之路。职场上有句名言："在职业生涯发展的道路上，重要的不是你现在所处的位置，而是迈出下一步的方向。"

（三）职业生涯规划的类型

职业生涯规划按照时间的长短来分类，可分为人生规划、长期职业规划、中期职业规划、短期职业规划四种类型。

1. 人生规划 一般在 10 年以上，是整个职业生涯的规划，从求学阶段的学业规划到退休之后的生活规划。是人生发展的目标，具有时间长、有不可预见性的特点。

2. 长期职业规划 一般为 5～10 年，是经验较为丰富才能得到充分施展的阶段，为未来的职业发展设定发展目标，是职业生涯的关键时期。具有可以预见可能的晋升和进步的特点。

3. 中期职业规划 一般为 2～5 年，要设立具体的实施目标和措施。具有可预见性和便于执行的特点。

4. 短期职业规划 一般为 2 年以内，要确定近期目标，规划完成的任务。具有比较强的可预见性的特点。

在设计职业生涯规划时，每个人采用的方法不尽相同。有学者将职业生涯规划类型分为三类：依赖型、直觉型、理性型。依赖型指依赖父母、朋友、老师，或遵从书本与社会舆论做出来的职业生涯规划。直觉型是凭自己的直觉和一时的喜好做出来的职业生涯规划。理性型是综合考虑个人与职场等因素，分析利弊得失，做出并执行相应的职业生涯规划。大部分职场成功人士的职业生涯规划都是理性型的，他们会及时关注职业信息，充分了解自我，制定合适的目标，并为目标而不断努力。这三种类型各有利弊。依赖型最省时省力，但是将自己的命运托付给他人，终究是一件危险的事情。直觉型短期内会很满足，可是长期来看随机性太强，会存在较大风险。理性型考虑周全，但是会花费较多的时间与精力，不过，这会带来事业上的成功。

（四）影响职业生涯规划的因素

影响职业生涯规划的因素有很多，如个人因素、家庭因素、教育因素、环境因素等。

1. 个人因素 包括个性特征、职业兴趣、性别等。

（1）**个性特征** 不同个性特征的人适合不同类别的工作。例如，性格外向的人比较适合做管理人员、导游、营销人员，而不适合做过细的、单调的、重复的工作。如果做与自己个性特征不相吻合的工作，就会觉得自己的活力被束缚，思想被禁锢。

（2）**职业兴趣** 职业兴趣是指与职业选择有关的兴趣，不同职业兴趣的人应该选择不同职业。例如，喜欢做具体工作的人可选择康复、美容、护理等职业；喜欢抽象和创造性工作的人可选择策划、实验员、社会调查等职业。

（3）性别　性别因素在职业发展中十分重要。有些职业带有明显的性别特点，如护士、幼儿教师女性居多，火车司机、快递员男性偏多。中职学生在职业选择时不可忽视性别的差异。

2. 家庭因素　家庭对职业学校学生的职业生涯规划具有重要影响。父母的职业决定孩子的成长环境，"子承父业"的职业选择并不少见。父母的受教育程度、价值观、人生观和家庭教育方式都会转化为孩子的价值标准和职业观。家庭经济条件关系到子女职业能力和学习能力的提高，父母对子女成功成才的不同期望会影响子女对职业的选择。

3. 教育因素　中职学生在学校都通过较为实际的技能训练获得了较强的操作技能，这是职业学校学生的优势，也是职校学生进行职业生涯规划的主要依据。用人单位一般会首先选择操作技能熟练的学生，职校学生进行择业也主要依靠自己的技能操作专长。

二、职业生涯规划方法

（一）客观认识自我、准确职业定位

职业生涯规划是一个动态过程，其最基础的工作是要知己，即要客观全面认清自我，充分了解自己的职业兴趣、能力结构、职业价值观、行为风格、自己的优势与劣势等，而人才素质测评是全面、科学地认识自我的有效手段和工具。只有正确地认识自己，才能进行准确的职业定位并对自己的职业发展目标做出正确的选择，才能选定适合自己发展的职业生涯路线，才能对自己的职业生涯目标做出最佳选择。

在客观认识自我方面，我们至少需要了解以下五个方面：

（1）喜欢干什么——职业兴趣

（2）能够干什么——职业技能

（3）适合干什么——个人特质

（4）最看重什么——职业价值观

（5）人、岗是否匹配——胜任力特征

正确认识自我的理念越来越受到各界的关注，美国哈佛大学的入学申请要求必须剖析自己的优缺点，列举个人兴趣爱好，还要列出三项成就并作说明，从中可见一斑。

（二）评估职业机会、知己知彼

每一个人都处在一定的社会环境之中，离开了这个环境，便无法生存与成长。只有对这些环境因素充分了解，才能做到在复杂的环境中避害趋利，这能使你的职业生涯规划具有实际意义。

除了要正确客观地认识自我，还必须更多地了解各种职业机会，尤其是一些热门行业、热门职位对人才素质与能力的要求。深入地了解这些行业与职位的需求状况，并结合自身特点才能选择到可以终生从事的理想职业。

对职业机会需要理性评估，真正做到知己知彼，切忌想当然，对不熟悉的行业和职位有不切实际的向往，结果是费了九牛二虎之力进入城中，一入围城马上受到现实冲击迫不及待又要出城，兜兜转转之间，年已蹉跎，空自消磨。

（三）择优选择职业目标和路径

职业生涯规划的核心是制定自己的职业目标和选择职业发展路径，通过前面两个步骤对自己的优势劣势有了清晰的判断，对外部环境和各行各业的发展趋势和人才素质要求有了客观的了解，在此基础上制定出符合实际的短期目标、中期目标与长期目标。职业目标选择的正确与否，直接关系到人生事业的成功与失败。据统计：在选错职业目标的人当中，超过80%的人在事业上是失败者。由此可见，职业目标选择对人生事业发展是何等重要。正确的职业选择至少应考虑以下几点：①兴趣与职业的匹配；②性格与职业的匹配；③特长与职业的匹配；④价值观与职业的匹配；⑤内外环境与职业相适应。

职业目标确定后，向哪一条路线发展，此时要做出选择。是向行政管理路线发展，还是向专业技术路线发展，是先走技术路线，再转向行政主管路线，还是一直走技术路线。由于发展路线不同，对职业发展的要求也不同，因此在职业生涯规划中，必须做出最适合自己的抉择，使自己的学习、工作以及各种行动沿着设计职业生涯路线或预定的方向前进。

（四）终生学习、高效行动

在确定了职业生涯目标后，行动便成了关键的环节。没有达成目标的行动，目标就难以实现，也就谈不上事业的成功。这里所指的行动，是指落实目标的具体措施。主要包括工作、训练、教育、轮岗等方面的措施。例如：为达成职业目标，在工作方面，你计划采取什么措施提高工作效率；在业务素质方面，你计划学习哪些知识、掌握哪些技能，以提高业务能力；在潜能开发方面，采取什么措施开发你的潜能等，都要有具体的计划与明确的措施，并且这些计划要特别具体，以便于定时检查。

对个人来说，未来唯一持久的竞争优势是比竞争对手学习得更快和更好。我们现在的时代是终生学习的时代，要取得事业上的成功，重要的是要不断更新知识、提升能力，才能保持自己的职业竞争力，逐步达到自己设定的职业目标。

（五）与时俱进、灵活调整

俗话说"计划赶不上变化"。是的，影响职业生涯规划与发展的因素诸多。有的变化因素是可以预测的，有的变化因素则难以预测。在这种情况下，要使职业生涯规划行之有效，就必须不断地对职业生涯规划进行评估与调整。其调整的内容包括：职业的重新选择、职业生涯路线的选择、人生目标的修正、实施措施与计划的变更等。

职业发展过程中理想与现实的脱节几乎人人都会碰上，对职业人来说，有些是致命的，有些却能走通另一条路。发生这种情况时，最不可取的态度是急于求成或是消极对待当前工作。正确的做法是——稳定中求发展。当然，事在人为，再优秀、再动人的职业生涯规划也取代不了个人的主观努力。职业生涯规划的目的是建立目标、树立信心，职业生涯规划只是走向成功的必要手段，能否成功则主要取决于个人的努力。

第二节　职业理想的作用

PPT

一、职业理想

（一）理想的含义

理想是人们在实践过程中形成的、有实现可能性的、对未来社会和自身发展的向往和追求。简单地说，就是人们从自身实际出发，遵循规律而产生的、经过努力也可能实现的指向未来的向往。对现状永不满足、对未来不懈追求是理想形成的动力和源泉。

理想的内涵极其丰富，从内容上来看，理想可以分为社会理想、生活理想、道德理想、职业理想。社会理想是人们对未来社会的政治制度、经济制度、社会面貌等的希望和设想。

生活理想是人们对未来的吃、穿、住、行等物质生活和文化娱乐等精神生活的追求和向往，也包括对婚姻、家庭的向往。

道德理想是人们所向往的理想人格和做人的标准，是人们在道德生活中所期望达到的目标，也就是说希望自己将来成为一个什么样的人。其中，社会理想是其他理想的前提和基础，人们在设计自己的未来职业、生活和为人的时候，总是以未来的社会作为基础的。

人们往往通过职业活动去追求社会理想的实现，借助职业活动取得的报酬来实现物质和精神生活水平的提高，从而实现自己的生活理想，在职业活动中体现自己的道德理想，而对职业的追求和向往就是职业理想。

（二）职业理想的概念及特点

1. 职业理想的概念　职业理想是人们依据个人条件和社会要求，借助想象而确立的职业方面的奋斗目标，即个人渴望达到的职业境界。是人们对职业活动和职业成就的超前反映，体现人的价值观、职业期待和职业目标，与人的世界观、人生观密切相关，是人们实现社会理想、生活理想和道德理想的手段。

2. 职业理想的特点

（1）社会性　职业理想是一定的生产方式及与此相适应的职业地位、职业声望在人们头脑中的反映。从业者通过自己的职业履行公民对社会应尽的义务，每种职业都有其特定的社会责任。同时，职业理想随着社会的发展而变化，社会分工、职业发展是职业理想发展变化的决定要素。职业理想的实现取决于一定的社会因素，如在社会稳定、经济发展等基础上，个人才有可能追求职业理想的实现。

（2）时代性　随着社会经济越来越发达，生产方式越来越先进，社会分工越来越精细，职业的种类也越来越多；同时，由于科学技术越来越进步，职业演化越来越迅速，人们选择职业的机会也越来越多。个人的职业理想既要符合职业演变、岗位晋升的内在规律，又要符合时代进步的要求，适应从事职业所在行业的发展趋势。

（3）发展性　一方面，个人的职业理想会随着年龄的增长、社会阅历的丰富而逐渐变得现实、趋向稳定；另一方面，职业理想会随着社会的进步、经济的发展而不断发展。因此，要善于结合社会和个人的实际情况审时度势地及时调整职业理想。

（4）个体差异性　由于所处环境不同、自身条件差异，每个人的职业理想也各不相同。一个人的知识结构及能力水平会影响职业理想追求的层次；一个人的人生观、价值观及思想政治觉悟、道德修养水平会影响职业理想的方向；一个人的性格、气质、情感、意志及人生经历、身体状况等特质，也会影响职业理想的具体定位。因此，从自身实际情况出发，适合自己的职业理想，才是最好的职业理想。

⇄ 知识扩展

成功属于有目标的人

哈佛大学曾进行过一项关于目标对人生影响的跟踪调查，对象是一群在智力、学历和环境等方面条件差不多的年轻人。调查结果发现：27%的人没有目标；60%的人目标模糊；10%的人有清晰的短期目标；其余3%的人有清晰的长远目标。25年后，哈佛再次对这群学生进行了跟踪调查。结果是这样的：3%有清晰的长远目标者，25年来始终朝着一个方向不懈努力，几乎都成为社会各界的顶尖人士，其中不乏行业领袖和社会精英；10%有清晰的短期目标者，他们的短期目标不断地实现，成为各个领域中的专业人士，如医生、律师等，生活在社会的中上层；60%的目标模糊者，他们安稳地生活与工作，但没有什么特别成绩，生活在社会的中下层；剩下27%的没有目标者，他们生活在社会底层，过得很不如意，常常失业，常常抱怨他人，抱怨社会，当然，也抱怨自己。

调查得出结论：目标对人生有巨大的导向性。成功，在一开始仅仅是一种选择，你选择什么样的目标，就会有什么样的人生。

二、职业理想对人生发展的作用

（一）职业理想有利于确定人生的发展目标

理想是人生的奋斗目标，是人们对未来事物有根据的、合理的向往和追求。人生犹如浩瀚海洋中的航船，如果没有明确的目标，就会随波逐流，搁浅沙滩，甚至触礁沉没；有了明确的目标才可以扬帆远航。

理想可以分为社会理想、职业理想、道德理想和生活理想。职业理想与社会理想、道德理想和生活理想相互联系、相互作用，同时又有相对独立的内涵。

职业理想是个人对未来从事职业的向往和追求，即个人渴望达到的职业境界。职业理想体现人们的职业价值观，直接指导人们的择业行为。作为风华正茂的中职学生，人生刚刚起锚，要想一路走好就必须有一个明确的目标，职业理想就起到了这个作用。职业理想对确定人生目标，促进人生目标的实现有着积极作用，促使人们为了实现美好的未来，以坚强的毅力、顽强的斗志，向着既定的目标拼搏奋斗。它犹如人生道路上的明灯，为我们的未来指明方向。

在市场经济条件下，面对"就业难"的形势，中职学生只有树立正确的职业理想，培养全新的就业观念，才能找准明确的发展方向，才能找到适合自己的职业岗位，才能在自己的岗位上建功立业。

（二）职业理想有利于增强人生的奋斗动力

一般而言，在力所能及的范围内，追求的目标越高远，它所带来的动力就越充足、越持久。职业理想源于现实又高于现实，比现实更美好、更具吸引力，在为我们指出前进方向的同时能激发出我们坚定的意志，激励我们自觉地、持久地去追求既定目标。作为奋斗目标，职业理想蕴含着强烈的意志力量，是人们在职业活动中，追求工作、事业发展的动力源泉。一个人树立了正确的职业理想，才会表现出获取科学知识、提升职业技能的强烈愿望，才能在自己所从事的职业中创造出不凡的业绩。中职生有了正确的职业理想，才会更加珍惜在校的学习时光，才能自觉地、目标明确地锻炼和提高自己，为将来的职业生涯做好充分的准备。

（三）职业理想有利于激励人生价值的实现

人生价值就是指一个人的存在和活动对社会、对自己所应该具有的作用和意义。人生价值评价的根本尺度是看一个人的人生活动是否符合社会发展的客观规律，是否通过实践促进了历史的进步。实现人生价值，就是要把人的潜能充分挖掘出来，为社会的进步贡献自己的才能，如果一个人一生的行为都有益于社会，得到社会的承认和肯定，那么就是有意义、有价值的。

人们从事职业活动，在创造物质财富和精神财富的同时，也在追求自我完善，实现人生价值。人生价值只有在职业理想的指导下，在社会实践中才能实现。有了职业理想，在顺境中能积极进取，在逆境中也能奋发向前。中职学生要实现自己的人生价值，就需要树立正确的职业理想，满腔热忱地投身到社会主义现代化建设的实践中去，把自己的聪明才智奉献给中华民族复兴的伟大事业。

三、职业理想对社会发展的作用

（一）职业理想是实现社会理想的基础

社会理想指人们对未来社会的想象、向往和追求，是对社会现实与发展的希望和憧憬。

如果没有正确的社会理想，就会变得目光短浅。职业理想是社会理想的具体化，是人们实现社会理想的手段，并受社会理想的制约。

职业理想与社会理想相辅相成、相互影响。社会理想是人生理想的核心，是长远的、根本的、方向性的，它贯穿于职业理想之中，影响和制约着职业理想。每个人对社会发展的憧憬和对人生的态度不同，职业理想也会有不同的表现形式。崇高的社会理想能指导人们树立正确的职业理想，激励人们追求个人美好未来和社会进步。现阶段，对全面建设社会主义现代化国家的追求，激励人们以蓬勃向上的精神风貌积极工作，引导人们在职业活动中付出更多的努力。

同时，职业理想是实现社会理想的基础。没有职业理想，社会理想就失去了基础。因为人们总是通过具体的职业理想的确立和职业活动来达到改造社会、造福人类、实现社会理想的目的。中职学生在设计自己的职业理想时，应当自觉地把职业理想建立在社会理想的基础上，不仅仅考虑个人的成功，还要把国家需要、社会利益和个人进步有机结合起来，努力学习，积极实践。只有把个人的发展融入国家社会的发展之中，才能最大限度地实现自我价值。

（二）有正确职业理想的劳动者是社会发展的动力

职业理想的形成要经历从感性认识到理性认识，从不稳定到稳定的发展过程。职业学校是培养高素质劳动者和技能型人才的摇篮，党和政府非常重视职业教育，采取了一系列强有力的措施大力发展职业教育，职业学校要坚持"以服务为宗旨，以就业为导向"的指导思想，培养具有正确职业理想、良好职业道德和专业技能特长的高素质劳动者和技能型人才。

中职学生是未来的劳动者，是社会发展的潜在动力，正处于职业理想形成和发展的关键时期，应该正确地分析自我、认识职业、了解社会，严格要求自己，树立正确的职业理想，培养良好的职业道德，努力学习，掌握专业知识和技能，成为高素质的劳动者和技能型人才，使自己的职业理想逐步系统化、科学化，并开始为实现职业理想而努力奋斗，成为企业和社会发展的重要推动力量，为国家和社会发展作出应有的贡献。

四、职业生涯规划与职业理想的实现

（一）务实的规划才能把理想变成现实

古语云："有志者事竟成"，然而，现实生活中也不乏志大才疏、一事无成的人。这是因为他们的发展目标脱离实际，或没有把这些目标落到实处的措施；所以，树立理想固然重要，而将其落到实处、做好规划、实现规划，才能真正将理想变成现实。

作为一名还未踏入工作岗位的中职生，在确立职业理想后，首先要做的是根据职业理想制定一份职业生涯规划。职业生涯规划必须务实，具有鲜明的个性，符合个人实际，有明确的方向和操作性；特别应强调的是，目标要明确，阶段要清晰，措施要具体。要找到自己的理想与家乡经济发展的关系，与所学专业对应行业发展的联系。这样的规划才具有指导和激励自己奋发向上的实效。

（二）规划的过程是提高自己的过程

规划职业生涯的过程，是了解自己、了解职业、了解社会的过程，是恢复自信、树立理想、形成动力的过程，是依据职业对从业者职业素养的要求，即调整自我、提高自我、适应职业岗位的过程，是为走向社会、为今后可持续发展做准备的过程，是不断发展自己、享受成功乐趣的过程，是把自己的梦与中国梦联系在一起的过程。

中职生在学习规划职业的过程中，能强化职业意识、巩固和完善职业理想，认识到职业道德行为的养成和专业学习对实现职业理想的作用，形成正确的职业观、择业观、创业观以及成才观，增强提高职业素养和职业能力的自觉性，并以此规范和调整自己的行为，积极做好适应社会、融入社会和就业、创业的准备。

只有制定出适合自身发展的职业生涯规划，才能把命运掌握在自己手中，才能实现自己的职业理想。

目标检测

目标检测答案

一、问答题

1. 职业生涯规划的类型有哪些？
2. 影响职业生涯的因素有哪些？
3. 职业理想的概念是什么？
4. 职业理想的特点是什么？

二、讨论题

1. 在白纸条上画一个长线段。在起点上写上你的出生日期和年龄 0 岁，在终点上标注出你自己预测的死亡年龄。在线段的适当位置上标注出你现在的年龄，并将这之前的线段撕下来。然后在剩下的线段下写出你认为今后的人生中最迫切想要实现的三件事。在线段的适当位置上标注上你想功成名就的年龄，然后将以后的线段撕下来。看一下剩下的部分有多少？你手中拿的这段时间是什么？

面对这张纸你有何感受？我们可以用来努力学习和工作的时间要如何利用？

2. 有的人想当医生，有的人想当歌手，有的人想当警察，大家的想法各不相同。三百六十行，你将来想从事哪一行？说说你的职业理想。

书网融合……

微课

本章小结

【学习目标】

1. **掌握** 所学专业对应的职业群；职业资格证书的内容；职业对从业者的素质要求；职业价值观取向要点。

2. **熟悉** 兴趣、性格、能力相关内容；在日常和学习生活中养成良好行为习惯的方法。

3. **了解** 家庭对职业的影响；行业发展状态；如何树立正确职业价值观。

第一节　发展要从所学专业起步

PPT

一、专业和专业对应的职业群

中职生从迈进职业学校大门的那天起，就应开始为自己的职业生涯做准备。面对新的起点，我们要做的第一件事就是了解自己所学的专业，培养对所学专业的兴趣。只有掌握扎实的专业知识和技能，才能使自己赢在起跑线上。

（一）专业

中职生在校期间学习的专业知识，是为将来从事某一职业做准备的。可以说，专业是打开职场大门的一把金钥匙。

1. 专业的含义 专业是指根据学科分类或生产部门的分工把学业分成的门类，如会计、物流、电子商务、文秘等专业。专业是依据社会经济发展、产业结构的变化以及市场对人才的需求而设置的，是个人职业生涯发展的起点，也是个人实现职业理想的基础。

2. 中等职业学校专业设置的特点 中等职业学校的专业是根据社会发展和经济建设的需求而设置的，具有明显的技术性和职业性。各专业都有相应的教学计划，体现本专业的培养目标和要求。职业学校的课程是中职生就业的基础，是为中职生顺利就业和职业生涯发展服务的。

（二）专业对应的职业群

1. 职业群的含义 职业群是指与基本技能相通，工作内容、社会作用和所需从业者素质较为接近的职业群体。

几乎每个专业都有与之相对应的职业群。一个专业既可以对应一个职业，也可以对应一个职业群或几个相关的职业群，甚至对应一个或几个相关的行业。如文秘专业可以与前台接待、行政助理、档案管理等职业相对应。

⇄ 知识扩展

专业与职业的关系

专业与职业既有区别，又有联系。专业为职业服务，职业对专业具有引领作用。每一个专业都为若干相近的职业群提供必要的基础知识和基本技能。

2. 中职生面对的两类职业群 对于中职生来说，所学专业对应的职业群有两类：适合中职生横向发展的职业群和适合中职生纵向发展的职业群。

（1）适合中职生横向发展的职业群。适合中职生横向发展的职业群主要体现为首次就业时择业面的拓展或今后可能转岗的职业。例如，计算机专业的学生可以从事多媒体设计、动漫制作工作，也可以从事网络维护、程序开发、计算机应用与维护等工作。

该类职业群能够帮助中职生拓宽眼界，深入了解自己所学的专业，从而找到适合自己个性发展的职业；为首次就业的中职生提供比较宽的择业范围，为中职生今后调整职业生涯发展方向提供可能。

（2）适合中职生纵向发展的职业群。适合中职生纵向发展的职业群主要体现为技术等级和职务的提升，是中职生有一段工作经历后可能晋升的岗位，是职业生涯发展潜在的岗位。例如，护理专业的毕业生可从护士起步，逐渐晋升为护师、主管护师、副主任护师、主任护师。

二、职业对从业者的素质要求

当前，各种新老职业对从业者职业素质的要求越来越高，培养和提高自己的职业素质，对中职生职业生涯的成功有着重要意义。职业素质越高的人，获得成功的机会就越多。

（一）职业素质的构成

职业素质是指从业者在一定的生理和心理条件的基础上，通过教育、劳动实践和自我修养等途径形成和发展起来，并在职业活动中发挥作用的一种基本品质。它主要包括思想政治素质、职业道德素质、科学文化素质、专业技能素质和身体心理素质五个方面。

1. 思想政治素质 思想政治素质是指从业者在思想政治上的信仰或信念，包括世界观和价值观。它是职业素质的灵魂，对其他素质起着统领作用，决定着其他素质的性质和方向。

2. 职业道德素质 职业道德素质是指从业者在职业活动中所表现出来的遵守职业道德规范的状况和水平，包括从业者在职业活动中表现出来的职业态度、职业行为规范、职业道德修养等。它是职业素质的核心，是从业者职业活动和职业生涯不断发展的根本保证。

3. 科学文化素质　科学文化素质是指从业者对自然、社会、思维、科学知识等人类文化成果的认识和掌握程度，包括科学精神、求知欲望和创新精神。它是职业素质的基础。

4. 专业技能素质　专业技能素质是指从业者在专业知识和专业技能方面表现出来的状况和水平。中职生与同龄的其他年轻人的重要区别就在于，中职生掌握着扎实的专业知识和熟练的专业技能，具有在职业活动中改造自然、改造社会的实践能力。

5. 身体心理素质　身体心理素质是指从业者身体各器官的机能与个性心理品质的状态和水平。包括健康的体魄、健全的心理。其中，健康的体魄主要表现为体格强健、身体健康、动作协调；健全的心理主要表现为能力齐备、情感健康、意志坚强。身体心理素质是职业素质的载体，也是中职生获得职业生涯成功的重要条件。

↹ 知识扩展

当代中学生心理健康的十条标准

（1）有正确的自我观念，能了解自我，悦纳自我。

（2）乐于学习、工作、生活，保持乐观积极的心理状态。

（3）善于交往，乐于交往，接受他人，尊重友谊。

（4）情绪稳定、乐观，能适度地表达和控制情绪，常保持轻松、活泼、快乐、良好的心理状态。

（5）心理特点、行为方式符合年龄特征，保持一定年龄阶段的共性与个性的统一。

（6）面对挫折和失败具有较高的承受力。

（7）保持健全的人格。

（8）面对现实的环境能保持良好的适应状态。

（9）热爱生活、热爱集体，有现实的人生目标和强烈的社会责任感。

（10）有一定的安全感、自信心和自主性，而不是过强的逆反心理。

（二）中职生提高职业素质的途径

中职生应当根据市场的要求，不断调整和充实自己，提高综合职业素质，增强谋生的本领，使自己能更好地就业或创业。

要提高职业素质，需加强职业道德修养，培养自己的敬业意识、责任意识和诚信意识；不断提高自身的专业技能，强化动手能力，以适应岗位的要求。

同时，要积极参加社会实践，在做中学、学中做，把做和学结合起来，提高自己在实践中运用专业知识和能力的综合素质。

三、职业资格与职业生涯发展

取得职业资格不仅能提高职业选择的竞争力，而且有利于提高就业后的职业转换能力，从而有利于职业生涯的发展。

（一）职业资格

职业资格是指对从事某一职业所必备的学识、技术和能力的基本要求，包括从事某种职业所需要的生理和心理素质、思想品质、职业道德、职业知识、职业技能、实践经验等。

职业资格包括从业资格和执业资格。其中，从业资格是指从事某一职业的学识、技术和能力的起点标准，如教师资格、秘书资格等；执业资格是指依法独立开业或有从事某一特殊职业的学识、技术和能力的必备标准，如执业医师、注册会计师等。

（二）职业资格证书

职业资格证书是国家发给达到职业资格规定的学识、技术和能力要求的劳动者的证明。职业资格证书是走向职业岗位的"通行证"，是通向就业市场大门的"入场券"。常见的职业资格证书包括行业单项技术证书、专业技术证书、公共技能水平证书、专业职务证书等。

> **⇄ 知识扩展**
>
> ### 考取职业资格证书的注意事项
>
> 首先，要注意资格证书颁发机构是否具有足够的权威性。劳动、人事、司法、教育等相关国家机构颁发的证书涉及从业及执业资格，权威性自不多说；国内部分行业协会颁发的资格证书在行业内也具有相当的权威性。
>
> 其次，要注意资格证书所涉及行业的前景。如果涉及行业不景气，或行业还未发展起来，就匆忙考到证书，结果要么找不到薪酬合适的岗位，要么到时知识已经过时，都不能达到"镀金"的作用。
>
> 最后，要根据自己的实际情况选择适合自己的行业。如果个人职业生涯规划与资格证书涉及的行业并不相符，勉强跟风报考，最终也只会让辛苦考取的证书垫箱底。

（三）职业资格证书制度

职业资格证书制度是劳动就业制度的一项重要内容，也是一种特殊形式的国家考试制度。它是指按国家制定的职业技能标准或任职资格条件，通过政府认定的考核鉴定机构，对从业者的技能水平或职业资格进行客观公正、科学规范的评价和鉴定，对合格者授予相应的国家资格证书。

在我国，职业资格证书制度是国家证书制度的一个组成部分，它是通过国家法律、法令或者行政条规的形式，以政府的力量来推行，由政府认定和授权的机构来实施。

（四）职业资格与职业生涯发展的关系

职业资格是职业生涯发展的前提和基础。当前，"双向选择，竞争上岗"已成为就业的主要形式，有学历并且具备多种职业资格的人才越来越受欢迎。拥有职业资格，可供选择的职业范围会更广，在职业生涯发展过程中也会有优势。例如，文秘专业的毕业生如果不仅有学历证书，还有秘书职业资格证书和计算机等级证书，那么他便具备了一定的竞争力。

同时，职业资格作为从业者职业技能和水平的重要标志，已成为促进职业生涯不断发展的重要条件。随着年龄和工龄的增长、生活阅历和工作经验的积累，从业者对自己职称的评定、职位的晋升、工作环境的改善、生活质量的提高等都会提出更高的要求。在实现职业生涯目标的过程中，一专多能、专业水平和应用技能（如英语、计算机）水平高的人往往能获得更多的机会。

案例分析

李明的困惑

案例： 李明毕业于某职业学校电气专业，在学校是优秀学生。他认为，凭自己的能力找个电工岗位是没有问题的。可是半年过去了，他仍然没找到工作，因为无论哪家单位招聘都一条要求：必须持有电工职业资格证书。

李明想不通："怎么都跟我要证书？我没证书，可我有技术呀！"

思考： 李明找不到工作的原因是什么？这给你什么启示？

分析： 李明无法就业的原因是没有职业资格证书。中职生在学好专业知识的同时，还要考取相应的职业资格证书以利于自己职业生涯发展目标的实现。

四、树立正确的成才观

现代社会对人才的需求是多样的。中职生要从社会需要出发，正确认识和发展自己的潜力，加强专业学习和技能训练，把职业理想和自己所学的专业结合起来，树立正确的成才观，做到干一行、爱一行，钻一行、精一行。

（一）三百六十行，行行出状元

常言道："三百六十行，行行出状元"，这句话在今天仍然具有重要的现实意义。人一旦进入社会生活，便要与一定的职业相联系，终身或较长时间从事某种专门职业，并以此作为谋生手段。各种职业都是社会发展所不可缺少的，无高低贵贱之分。只要爱岗敬业、无私奉献、勇于创新，每个人都能干出一番事业来。

一个人能否有所作为，并不在于他从事何种职业，而在于他能否将个人理想与职业需求统一起来。中职生正处于人生价值观形成的时期，只要主动顺应社会发展需要，学好本领，不断进取，使自己的能力适应职业发展的需求，就能成为行业的"状元"。

（二）学有所用

职业学校的专业设置大都建立在市场调研的基础上，体现了不同职业或岗位对人才培养的要求，既与国家产业分类及就业调整相适应，又具有超前性，从而有效地保证了绝大多数毕业生的就业需要。

随着经济发展和产业结构的升级，社会需要一大批具有一定职业素养的操作型人才，中职生的就业前景日益广阔。中职生要认真学习专业知识，掌握相关职业所需要的专业知识和基本技能，在实训、实习、社会实践中锻炼自己，注重培养自己吃苦耐劳、踏实肯干的品质，将来就一定能够找到用武之地，成为有用之才。

（三）认识自我，实现自我

如果说顺应社会需要、立足专业发展是个人成功的外部条件，那么认识自我和实现自我就是成功的内部要素，是职业生涯成功的根本条件。

认识自我是职业生涯成功的前提条件。在职业生涯发展过程中，如果自我主评价和社会对自己的客观评价趋于一致，就容易成功；反之就会失败。中职生应了解自己的心理特征，经常进行自我反省，使自我主观评价日益接近客观评价。要注意培养自己的兴趣爱好，增强自己的适应能力，及时发现自己的优势和不足，扬长避短，找到适合自己的人生舞台，并在相应的舞台上演绎成功快乐的职业人生。

实现自我是职业生涯发展成功的内在动力。中职生正处于人生发展的重要阶段，要立足专业，挖掘自己的潜能，发挥自身的专业优势，以积极进取的心态确定自己的职业目标，为职业生涯发展打下坚实的基础。

第二节　发展要立足本人实际

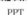

PPT

一、兴趣分析与培养

兴趣是最好的老师，对我们的发展有一种神奇的推动力量。发现并培养自己对专业乃至职业的兴趣，就会对该种职业活动表现出肯定的态度，乐于发挥积极性，有助于事业的成功。

（一）兴趣与职业

所谓兴趣，是指一个人力求认识某种事物或爱好某种活动的心理倾向，这种心理倾向与一定的情感相联系。我们中职生如果能根据自己的兴趣确定职业目标，个人的主动性就能得到充分发挥。即使工作十分枯燥和辛劳，也总是兴致勃勃、心情愉快；即使困难重重，也绝不会灰心丧气，而会想尽办法，百折不挠地克服困难。

职业兴趣是一个人在探究某种职业或者从事某种职业活动时所表现出的特殊个性倾向，它使个人对某种职业给予优先的注意，并具有向往的情感。只要不断培养自己的职业兴趣，就能够让自己在从事这一职业的过程中获得更多的愉悦。

第一，兴趣是职业选择的重要依据。在求职过程中，除了薪酬高低等因素，兴趣也是职业选择的重要依据。满足职业兴趣需求，常常会使人体验到工作的愉悦，进而形成坚定的职业志趣，并为之尽心竭力。

第二，职业兴趣可以提高职业稳定性和工作满意度，增强职业生涯的适应性。因为兴趣可以通过工作动机促进能力的发挥，兴趣和能力的结合会大大提高工作效率。在职场中，对自己从事的职业有兴趣的人和没有兴趣的人，其工作中的效率与满意度是不一样的。

（二）职业兴趣的培养

职业兴趣是人们通过参与到某种自己感兴趣的职业而体验到心理上的满足后产生的长期心理感受。中职生起初可能对许多职业都感兴趣，但这种兴趣往往都是短暂的、多变的，随着对职业认识的深入，职业的中心兴趣会逐步形成，进而对从事某项职业十分向往，并希望体验到快乐，这就是比较稳定的职业兴趣。

当然，在现实生活中，由于种种因素的限制，我们所选的职业未必能如愿，遇到这种情况，我们应当积极采取多种途径和方法，努力培养对所选职业的兴趣。

⇄ 知识扩展

兴趣与职业不相符的时候，该怎么办？

就人生的不同阶段而言，职业兴趣与职业选择之间的必然联系有着程度上的不同。在初始阶段，我们要解决一些很实际的问题，可能不能过于强调兴趣。如果暂时不能按照自己的兴趣去选择职业，可以平时多积累，更好地充实自己，当机会降临的时候，才不会错过。按兴趣去工作只是让自己更容易成功，生活更快乐。

兴趣的培养有多种方式，对于中职学生来说，首先应该认识到专业、职业的重要性，加强专业知识的学习与专业技能的提高，发现并培养兴趣，增强专业学习的自觉性；其次，在实习、实训、实践中加强锻炼，体验学习中的乐趣，在实际工作中不断取得新成绩，强化成就感。

二、性格分析与调适

性格是一个人对现实的稳定态度和在习惯化的行为方式中所表现出来的个性心理特征。人们常说，"性格决定命运"。但是，我们不能只把性格完全归因于天性，良好的性格也是可以调适的。

（一）性格与职业

性格是一个人最重要、最显著的个性特征，是个人在长期生活实践和环境因素作用下形成的较为稳定的特征。它不仅表现在人们"做什么"，而且也表现在人们"怎样做"等方面。不同职业对从业人员的性格有不同的要求。有的职业要求从业者偏向于内向性格，有的职业要求从业者偏向于外向性格。因此，在选择职业时，要考虑自身的性格因素。心理学家告诉我们，根据性格选择职业，能使自己的行为方式与职业工作相吻合，更好地发挥自己的聪明才智，从而得心应手地驾驭本职工作。

（二）职业性格的调适

职业性格是个人在长期的职业活动中所形成的，与职业性质相关。职业性格是可以调适的。职业环境、实践活动以及职业意识的培养，都会对职业性格的形成产生很大的影响。要做好职业工作，就要尽可能使自己的性格符合职业的要求。因此，我们只有在生活、学习、实践以及未来的工作中不断调适和完善自己的性格，才能使自己成为一个合格的职业人。

⇄ **知识扩展**

调试职业性格的途径

1. 严格要求自己，提高修养。性格是比较稳定的心理特征，需要一个较长的培养过程，想一蹴而就改变自己原有的性格是不可能的。以所学专业对应的职业群对从业者的要求为目标，制定措施，严格要求自己，是中职生逐步提高自身素养、调适性格的必经之路。

2. 向身边的优秀人物看齐。"榜样的力量是无穷的"，可以从成功的亲朋好友中选出自己的榜样，总结他们成功的经验，重点了解他们调适和完善性格的动力，以及调适的方法和措施，并制定措施，逐步改善。

3. 主动参加社会实践。良好职业性格的形成离不开丰富的社会实践活动。中等职业学校的学生应当利用课内外的一切有利时机，接触社会，走近职业，积极参加实践活动，从中了解专业和职业对从业者职业性格的要求，并不断对自身性格加以调适和完善，提高对所学专业的适应能力，为工作后尽快适应职业要求做准备。

三、发现自己的亮点——能力分析与提高

能力是指人们顺利完成某种活动所必须具备的个性心理特征，是人的素质的集中和综合的表现，直接影响着人们的活动效率。人的能力是在学习和实践基础上逐渐培养和提高的。成功的"职业人"往往有多种能力的组合，包括专业能力、创新能力、实践能力等。提高职业能力，对自己、对社会都有着多方面的作用。

（一）能力与职业

能力受两方面因素的影响：一是先天遗传因素；二是后天的学习和实践因素。能力有一般能力与特殊能力之分，一般能力包括智力、协调能力等，特殊能力也称职业

能力，是从事某种职业活动所必需的能力，如作家的写作能力、教师的语言表达能力、企业家的管理能力等。社会上任何一种职业对从业者的能力都有一定的要求。

现代社会对人的能力要求也越来越高。知识经济时代使得从业者从一次学习向终身学习转变，这就要求从业者不但要具备跨岗位、跨专业的综合职业技能，而且要具备根据市场变化的需求不断开发自身潜能的创新能力。同时，现代社会发展使得职业的演变越来越快，每个人在一生中可能面临多次转岗和对职业的重新选择，这就要求我们每个从业者应具备一定的职业适应能力。这也是职业能力的应有之义。

（二）职业能力的提高

职业能力是就业的基本条件，是胜任职业岗位工作的基本要求，是个人取得社会认可并谋取更大发展的根本所在。因此，在校的中职生首先应尽可能地提高自己的职业能力。

⇄ **知识扩展**

提高职业能力的方法

1. 努力学习。能力发展是在不断掌握和运用知识、技能的过程中完成的，没有扎实的专业知识就谈不上职业能力的提高和发展。因此，我们不仅应重视专业课学习，还应当注重文化基础课的学习，为将来更好地掌握专业知识和专业技能奠定基础。

2. 重视实践。实践是形成能力的唯一途径。职业能力和职业实践是互相作用的：从事一定的职业实践需要以一定的职业能力为基础，职业能力又在职业实践中得以不断提高。

3. 培养良好的品质。良好的品质对于职业能力的开发和培养具有重要的意义，能使人保持旺盛的求知欲和进取精神，从而促进职业能力的发展。

四、职业价值取向分析与调整

一个人要实现自己的职业价值，不仅要具备一定的知识、能力，还应当具备良好的心理素质和正确的价值取向。中职生正处于成长过程中，即使在就业、择业方面存在误区也属正常。因此，进行职业价值取向分析，树立正确的职业意识、合理的就业期望，调整职业价值取向，端正职业选择态度，有着重要的意义。

（一）职业价值取向

作为一种内心尺度，价值取向支配着人的行为、态度、观点、信念等。当这个尺度用来作为职业选择的标准时，职业价值取向便产生了，并影响着人们对就业方向和具体职业岗位的选择。

一个人的职业价值取向包括对专业、职业本质的认识，选择专业、职业的标准，职业理想等内容，对职业的发展有着重要作用。但需要强调的是，每个人在进行职业选择时，通常都会从多个价值角度对职业进行衡量，而不会只是某一种职业价值取向占绝对主导地位。因此，我们要对自己的职业价值取向进行综合分析；在做职业选择时，要着重从自己看重的几种价值观倾向来综合衡量。

案例分析

小王该怎么办？

案例： 受整体经济形势下滑的影响，小王从中职学校市场营销专业毕业后求职受挫，已经在家待了三个多月了。有人给她介绍了两份工作，她都谢绝了。第一次给她介绍的是做超市理货员，她嫌活又累又脏，收入又不算高，就谢绝了。第二次是公司保洁员，她嫌是伺候人的工作，怕说出去被人瞧不起，所以也没去。

思考： 你觉得小王这种做法对吗？她应该怎样调整自己的职业价值取向？

分析： 不对。要踏实工作，从基层做起。工作没有高低之分，都是为大众服务。

（二）职业价值取向分析

我们中职生要明确自己的职业价值取向，确定自己在职业中最看重的是什么，这样既能减少求职过程中的困难，提高求职成功率，同时也为以后的长远发展找准方向。加强职业价值取向分析，有助于进行职业生涯的规划和调整。

第一，我们在进行职业价值取向分析时，应符合社会发展要求。在了解社会现实情况的基础上调整个人期望值，使其趋于理性。只有符合社会发展方向，充分考虑到国家宏观调控的方向和社会潮流，把握行业、职业和岗位前景，从行业发展现状、行业的优势与劣势等出发理性而全面地思考问题，才有长远发展的可能。如果在职业价值取向分析中只是一味地强调自我，就可能使我们的目标脱离实际。

第二，职业价值取向分析应根据个人的实际情况，考虑自己的兴趣、性格、能力，做到人职匹配。不少中职生由于社会经验不足，择业时容易受他人、社会舆论支配，缺乏自己独立的见解，不能从自己的实际情况与自身优势出发作切合实际的选择。以急功近利的心态可能会得到一些眼前的利益和满足，但从长远发展来看绝非明智的选择。

第三，我们还应该树立竞争意识，主动参与社会竞争。虽然学校、亲友、社会可以帮助我们，但择业的成功终究要靠自己的综合素质和实力。中职生要以主动参与社会竞争为荣，通过多方应聘、试岗，甚至做临时工来施展自己的才华；通过与其他就业群体比敬业、奉献精神，比苦干、实干作风，比专业、技能素质来体现自己的优势，争取理想的工作岗位。这比那些"啃老族"或稍不如意就跳槽者会更受尊重。

（三）职业价值取向调整

每个中职生都会对职业进行一番判断而形成自己的职业价值取向，选择什么样的职业，是由其职业价值取向所决定的。例如，我们都希望找到收入高的工作，这无可厚非，但在择业时不能只考虑收入高低，还要考虑社会需要和自身的条件，超过这些客观条件，不切实际的要求是不可能实现的。这时就需要对职业价值取向进行调整。

职业价值取向调整的要领如下。

（1）应恰当定位，脚踏实地，切忌"这山看着那山高"。对于工作的优劣要辩证地看，今天好的工作并不意味着将来也好，今天看起来不那么吸引人的工作，也不会是永远没有发展机会。

（2）应看重发展，切忌急功近利。我们在求职过程中，往往要面对"鱼"与"熊掌"的选择，对此我们不妨站得高一点，看得远一点，把个人的发展及前途作为关注的重点，而把报酬放在次要地位。

（3）应立足自身实际，切忌好高骛远。要实事求是地检测一下自己的学识水平和职业能力，这样才能找到"有用武之地"的合适工作。现代社会的发展使竞争日趋激烈，只有提高职业能力，进一步整合、优化自己的知识结构和专业技能，做到人无我有，人有我优，人优我新，才能使自己在竞争中处于优势地位。

（4）端正职业动机，树立正确的职业价值取向。我们不仅要敢于竞争，还要懂得，要在竞争中胜出就必须有过硬的专业技术本领、高尚的职业道德情操、良好的职业道德习惯、热情的服务态度以及吃苦耐劳的拼搏精神。

五、个人学习状况和行为习惯分析与改善

任何时候，我们都不能满足现有的知识，而应该把眼光放远一点，自我鞭策，积极进取。同时，要养成良好的行为习惯，它将有助于我们依据职业对从业者素质和能力的要求，制定发展措施，并自觉地落实这些措施，以适应未来职业发展的需要。

（一）学习状况分析

一个人的学习效果如何，受到很多因素的影响，其中最主要的因素是有没有正确的学习动机和学习方法。

学习动机是学习活动的推动力，又称"学习的动力"。学习动力是由各种不同的动力因素组成的，包括学习的需要，对学习必要性的认识及信念，学习兴趣、爱好或行为习惯等。

要改善我们的学习状况就必须从端正学习动机入手。只有树立自己的职业理想，明确职业生涯的目标，能正确地认识我们所学习的专业的重要性，以及了解我们所要从事的职业的基本要求，才能激发学习的动力，找到学习的方法，改善我们的学习状况。

🔖 **案例分析**

学习铸就辉煌

案例：在某公司的车间里，有一位从中职学校毕业的小伙子，在车间里做些杂活，这个小伙子憨憨的，平时也不爱说话，每天只是埋头干活。

员工们平时在工作之余会坐在一起聊天，说些笑话，但这个小伙子却很少在休息时间与人聊天。他总是站在一些生产设备前看个不停，也问一些生产的问题，有时候还向技术人员讨教一些产品生产中的问题。

他的行为起初让同事们不屑。两个月后的一天，车间的一台机器出了问题，技术人员忙了半天也没有修好，小伙子过来收拾了一会儿，机器居然又正常运转了！这让人大吃一惊。原来，小伙子已经在这两个月中学习了产品生产的全过程，并且对机器的把握和操作也非常熟练。

总裁对他的学习精神非常欣赏，很快就把他聘用为车间的负责人。然而小伙子对此并不满足，依然像原来一样，抓住各种机会学习，不断积累产品生产的其他知识。两年后，这个貌不惊人的小伙子成了公司生产制造部的主管，五年以后又被提升为经理，深得总裁信赖。

思考：是什么让这位中职毕业生脱颖而出？

分析：有明确的学习目标和动机。

学习方法是影响学习状况的重要因素。学习方法是指一个人感知信息及获得信息的方式方法。每个人的大脑都有两种感知能力：具体感知与抽象感知。尽管每天我们都在运用这两种感知能力，但每个人对它们的使用各有侧重，这种侧重就决定了我们每个人独特的学习方法。

⇄ **知识扩展**

可供参考的学习方法

1. 有切实可行的学习计划。
2. 重视预习和复习。
3. 听课时注意做好笔记，并常把材料归纳成条文或图表。
4. 注意归纳并列出学习中的要点。
5. 在阅读时常记下不懂之处。
6. 经常查阅字典、手册等工具书。
7. 认为重要的内容，就格外注意听讲和着重理解。
8. 联系其他学科内容进行学习。
9. 阅读中认为重要或需要记住的地方就画上线或做上记号。
10. 善于吸取别人好的学习方法。

我们要从个人实际出发，采用适合自己的学习方法。每个人的智力和非智力因素存在差异，学习习惯、特点有所不同，因此，在采用科学的学习方法时，必须符合个人实际。"学有其法，学无定法"。最好的学习方法应当既是科学的，又是适合自己的。中职生要从实际出发，结合自己的情况，发挥特长，摸索适合自己的有效学习方法。

（二）行为习惯及改善

习惯是表现为一种惯性的态度和行为。有人说："习惯是人生的主宰，人们应该努力地追求好习惯。"的确，行为习惯就像我们体内的指南针，指引着我们的行动。纵观历史，大凡获得成功的人，都得益于长期坚持良好的行为并养成习惯。

多一个好习惯，就多一些自信；多一个好习惯，就多一份职业能力。正如叶圣陶先生所言："心里知道该怎样，未必就能养成好习惯；必须怎样怎样去做，才可以养成好习惯。"好习惯是刻意培养出来的，如果不刻意培养好习惯，就会不经意地形成不良习惯。对于我们中职生来说，平常形成的一些不良习惯，在很大程度上影响到我们的职业行为。

⇄ 知识扩展

保持好习惯，摒弃不良习惯

1. 明确目标。要想改掉不良习惯，首先要明确什么是好习惯，尤其是明确未来从业者所需要的企业优秀员工应具备的好习惯。这样才能看到差距，找到弥补差距的突破口，对照企业优秀员工的职业习惯和职业道德规范，认识到自身差距，找出自己身上迫切需要改变的不良习惯。

2. 循序渐进。你可能很希望一下子就能改掉好几个不良习惯，但这并不是一个好主意，因为实际的效果往往是欲速则不达。其实，很多时候只需要改掉一个不良习惯，你的生活便会发生意想不到的变化。我们应从小事做起，严格遵守行为规范，例如佩戴校徽，遵守校纪、班规，保持整洁，做事有条理，严守操作规程，养成良好的时间观念等，在点点滴滴中按照中职学校的各种规范来要求自己。这是养成好习惯的开始。

3. 持之以恒。行为习惯的养成是一个充满艰辛的过程，其中必有反复，这就决定了这一过程的曲折性与复杂性，对此我们在思想上要高度重视，做到持之以恒。正如思想家卢梭所说，在很大程度上，一个人能否养成好的习惯往往取决于自己，只要你有恒心，能够认认真真地坚持，养成好的行为习惯并不难。

第三节　发展要善于把握机遇

PPT

职业生涯的发展，除了分析个人因素，也不应忽略外在因素，诸如家庭状况、行业环境、区域经济等。客观分析外在因素，有利于我们在进行职业定位时确立合理的职业目标。

一、家庭状况分析

个人职业的发展、事业的成功，需要多方面的因素，包括个人素质、业务能力，还有所处的环境条件。其中家庭状况是影响职业生涯发展的重要因素。

（一）家庭状况与职业生涯规划

成长的道路上，第一所学校是我们的家庭，第一位老师是我们的父母。父母的文化程度、工作职务、言谈举止、生活习惯，对我们未来选择求学专业、求职岗位起着潜移默化的作用；父母的认知水平，他们所营造的家庭氛围，对子女的教育方式，会对学生的性格、兴趣、能力、价值观、行为习惯以及未来职业取向起着直接或间接的影响。所以说，家庭作为社会的基本组成单位，在很大程度上会影响一个人的职业生涯规划。

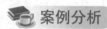 案例分析

父亲帮助丽丽恢复了自信

案例： 丽丽是一个普通的农村女孩，学习成绩也不太好，中考没有考上高中。她对自己的人生有些心灰意冷，感到前景暗淡，心想自己现在年纪还小，先在家玩一段时间，等长大一点后再去找一份工作，然后再找个婆家嫁了就算对自己的一生有个交代。丽丽的父母是老实巴交的农民，一直期盼着自己的女儿能有出息，认为她学习虽然不怎么好，可心灵手巧；虽然上不了高中，但可以进中职学校去学一门技术。他们把想法告诉了女儿，并苦口婆心地开导，最后帮助女儿恢复了自信，使她再次看到了希望。由于丽丽从小就向往"白衣天使"，于是进入了当地一所卫生学校学习。

思考： 你的家庭给你的职业生涯发展提供了哪些帮助？

分析： 可以从多角度思考、阐述，言之有据即可。

（二）家庭状况及其分析

家庭状况主要包括三个方面：一是父母的职业背景，他们的职业及从业经历会对子女的职业生涯发展带来重大机遇，对职业生涯规划产生重大影响；二是家庭的人际关系，人际关系是重要的就业资源，是发现机遇、把握机遇必须考虑的重要因素，会对职业生涯产生多方面的影响；三是家庭的经济状况，家庭的经济状况及其变化不仅影响职业的选择，而且还会影响对就业机遇的把握和职业理想的实现。

⇄ 知识扩展

对家庭状况的分析要掌握三个要领

1. 坚持实事求是，不要怨天尤人，也不要盲目攀比；
2. 充分利用有效资源，不要完全依赖父母；
3. 家庭状况不会一成不变，要用动态的眼光、发展的观点进行分析。

二、行业状况分析

（一）行业概述

行业一般是指按生产同类产品或具有相同工艺过程或提供同类劳动服务划分的经济活动类别，如饮食行业、服装行业、机械行业等。行业是职业的集合，行业环境是不同行业总体环境的总和。国民经济行业划分遵循经济活动的同质性原则，也就是说，每一个行业类别都是按照同一种经济活动的性质划分的，而不是根据部门管理、编制或会计制度来划分的。

（二）行业发展与职业生涯发展的关系

中职生的职业生涯发展与即将从事的行业发展动向密不可分。行业发展为个人发展提供机会，把自己的职业生涯发展融于行业发展中，借行业发展提供的机遇发展自己，会让自己的职业生涯发展更加顺利。

行业环境无时无刻不在影响着人们的工作和生活，让人们知道了这个社会有"三百六十行"，但不是每一个行业都适合自己。我们在进行职业选择的时候，必须对即将进入的行业的发展状况、发展趋势、行业优势及存在的问题进行全面的分析。由于不同的行业对人才的层次、知识技能有不同的要求，求职者还要对即将进入行业的从业人员的知识技能、基本素质、能力倾向等方面的要求有较为深入的了解，这样才能做到知己知彼，从而做出正确的职业选择。

行业环境分析要结合社会大环境的发展趋势。因为科学技术的快速发展，势必会使那些走向没落的行业逐渐消亡，而具有发展前途的行业则不断涌现和发展。比如，随着近年来移动互联网的兴起以及智能手机、平板电脑等移动设备的普及和运用，曾经风靡盛行的网吧行业如今已风光不再，日渐衰落。因为笔记本电脑、智能手机和平板电脑这些产品基本能够满足人们上网和玩游戏的需求，如果在这个时候不了解情况，为了一时利益而盲目进入这个行业，必将会给自己的职业生涯造成严重的不良后果。

（三）关注行业发展动向

中职生应了解所学专业、所在行业的发展动向，主要包括以下五个方面。

（1）本行业出现的新技术、新工艺。

（2）本行业产生的新职业、新岗位。

（3）本行业与相关行业之间的动态关系。

（4）本行业对从业人员的各方面要求。

（5）国家、地区和外资对本行业及相关行业的投资动向，以及本地区本行业的状况。

此外，还要注意国家政策的影响，分析国家政策对某一行业在一定时期内是扶持、鼓励还限制、制约，尽量选择有前景、发展空间较大的行业。比如，我国为了实现世界卫生组织提出的"初级卫生保健"目标需要大力发展医疗卫生事业，建立覆盖全民的基本医疗保障制度，通过开展农村基层卫生服务、城市社区卫生服务，来解决人民群众"看病难""看病贵"的问题；再者，《中国护理事业发展规划纲要》指出，我国护理人力资源短缺明显，远远不能满足人们健康保健的需要。今后将加大护士的培养。可以看出，医疗卫生行业发展的前景是广阔的，护士专业的就业前景明朗，我们要抓住这千载难逢的机遇，努力规划好自己的职业生涯。

> **⇄ 知识扩展**
>
> ### 对行业环境的了解
>
> 对行业环境的了解主要有三个方面：一是该行业的就业情况是否人满为患；二是该行业的人员结构，包括目前的、潜在的或未来的需求情况；三是该行业的平均工资水平、福利待遇和管理机制等。

三、区域经济分析

家庭因素、社会环境对职业规划的影响毋庸置疑。同样，区域经济的发展状况也不可小觑，也是影响职业选择的重要因素之一。

区域经济主要指的是该地区的经济形势、劳动力供求状况、产业结构以及人们的收入、消费水平等因素。这些因素对中职生的职业选择和职业发展的影响是最显著的。当一个地区的经济高速发展，进入繁荣时期，企业则处于扩张阶段，对人力资源需求量增加，使得个人的职业选择和职业发展的机会增多。同时也会吸引更多的人才流入该地区，使区域人口规模不断扩大。当超过该区域"饱和量"时，则会导致个人职业选择和职业生涯发展机会减少，人才流向其他区域，该地区经济发展速度放缓，进入低迷期。所以，我们在制订职业生涯规划的时候，必须审时度势，根据变化的经济形势来确定职业目标，这样的规划才切实可行。

📖 案例分析

张楠的职业目标

案例： 张楠同学聪明伶俐，勤奋好学，对自己的未来充满信心，希望通过努力来改变自己的命运。从走进学校大门的那一天起，她就幻想着到大医院当护士。但是在进行职业生涯规划的时候，看到不少同学把当地的三级甲等医院作为自己的职业目标，心里犯起了嘀咕：三级甲等医院我们都能去吗？为了解除心中的疑问，她作了一番详细的调查，结果是该医院早已人满为患，每年招聘的护士屈指可数。想想自己各方面的条件都不是很好，参与竞聘获胜的可能性不大。最后，经过一番深思熟虑，她把目标放到了竞争不太激烈的乡镇医院。

思考： 张楠到乡镇医院当护士的目标能实现吗？

分析： 张楠结合自身，并考虑行业发展，选择了竞争力较小且需要相关专业人才的基层单位，她的目标能实现。

当前，我国已经进入老龄化社会，再加之人们的健康、保健意识越来越强，对于护理、助产卫生专业的学生来说，这无疑是职业生涯发展的"春天"。卫生类专业的中职生要设身处地地分析毕业后求职的理想区域，是回家乡助力卫生事业的建设还是去较为发达的城市，或是去海外发展，总而言之，我们要积极关注自己所在区域的经济发展趋势，找到适合自己的、成功可能性大的个人发展方向，从而为"中国梦"的实现做贡献！

⇄ 知识扩展

对地域环境的分析

地域环境分析主要有两个方面：一是区域的特殊政策，特别是与中职生就业有关的政策；二是该地域的意识形态特点，特别是其社会心理环境的特征；三是该地域的生活环境。

•••• 目标检测 ••••

目标检测答案

1. 小刘是一名计算机专业的中职毕业生，想在一互联网公司谋求工作，可是，单凭一张中职文凭显得太苍白无力了，他一次次被无情地拒之门外。请你运用本章知识，分析小刘因为什么求职不顺。

2. 利用网络搜索自己所学专业对应的行业有哪些知名企业，以及他们的招聘信息中对应聘者有什么具体要求。然后谈谈自己在校期间应如何提高自己的职业素质，以实现自己的职业理想。

3. 请同学们根据自己的专业做一个小型调研：你的专业是学什么的？与这个专业相关的职业有哪些？这些职业需要什么职业资格证书？

4. 职业价值取向调整的要领是什么？

5. 中职生应从哪些方面关注所学专业、所在行业的发展动向？

书网融合⋯⋯

e 微课　　 本章小结

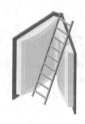

【学习目标】

1. **掌握** 制定职业生涯发展目标的方法；近期目标的制定原则；制定措施的方法；落实近期目标措施的方法。

2. **熟悉** 职业生涯发展目标需要符合的发展条件；阶段目标的设计要领与思路；制定措施的要素。

3. **了解** 职业生涯发展目标的重要作用；阶段目标的设计特点及具体内容；制定措施的重要意义；终身学习的原因及培养学习能力的方法。

第一节 确定发展目标

PPT

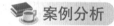 案例分析

为中华之崛起而读书

案例："为中华之崛起而读书"是我们敬爱的周恩来总理在年少时立下的宏伟志向。

12 岁那年，周恩来离开家乡，来到了东北。他在沈阳下了车，前来接他的伯父指着一片繁华、热闹的地方，对他说："没事可不要到那个地方去玩啊！"

"为什么？"周恩来不解地问。

"那是外国租界地，惹出麻烦来可就糟了，没处说理去！"

"那又是为什么呢？"周恩来又问到。

"为什么？中华不振啊！"伯父叹了口气，没有再说什么。

不久，周恩来进了东关模范学校读书。他始终忘不了伯父接他时说的话，经常想："租界地是什么样的？为什么中国人不能去那儿，而外国人却可以住在那里？这不是中国的土地吗？……"一连串的问题使周恩来迷惑不解，好奇心驱使着他，一定要亲自去看看。

一个阳光明媚的星期天，周恩来背着大伯，约了一个要好的同学闯进了租界。嘿！这一带果真和别处大不相同：一条条街道灯红酒绿，热闹非凡，街道两旁行走的大多是黄头发、白皮肤、大鼻子的外国人和耀武扬威的巡警。

正当周恩来和同学左顾右盼时，忽然发现巡警局门前围着一群人，正大声吵嚷着什么。他们急忙奔了过去，只见人群中有个衣衫褴褛的妇女正在哭诉着什么，一个大个子洋人则得意扬扬地站在一旁。一问才知道，这个妇女的亲人被洋人的汽车轧死了，她原指望中国的巡警局能给她撑腰，惩处这个洋人。谁知中国巡警不但不惩处肇事的洋人，反而把她训斥了一通。围观的中国人都紧握着拳头。但是，在外国租界地里，谁又敢怎么样呢？只能劝劝那个不幸的妇女。这时周恩来才真正体会到伯父说的"中华不振"的含义。

从租界地回来以后，同学们常常看到周恩来一个人在沉思，谁也不清楚他究竟在想什么。直到在一次课上，听了周恩来的发言才解开了这个谜。

那天在课上，魏校长向同学们提出一个问题："请问诸生为什么而读书？"

同学们踊跃回答。有的说："为明理而读书。"有的说："为做官而读书。"也有的说："为挣钱而读书。""为吃饭而读书。"……

周恩来一直静静地坐在那里，没有抢着发言。魏校长注意到了，打手势让大家静下来，点名让他回答。周恩来站了起来，清晰而坚定地回答道："为中华之崛起而读书！"

魏校长听了为之一振！他怎么也没想到，一个十二三岁的孩子，竟有如此抱负和胸怀！他睁大眼睛又追问了一句："你再说一遍，为什么而读书？"

"为中华之崛起而读书！"周恩来铿锵有力的话语，博得了魏校长的喝彩："好哇！为中华之崛起！有志者当效周生啊！"

周恩来在南开学校毕业时，与同学们互赠"愿相会于中华腾飞世界时"的留言，到日本留学又回国参加五四运动，再到欧洲勤工俭学又回国投身革命……他一直为中华之崛起而奋斗。

思考： 1. 周恩来总理的宏伟志向是什么？

2. 为什么确定这样的宏伟志向？

分析： 有了目标才不会迷失方向，有了目标才会有追求，学习和生活才会有动力，才会激励自己努力奋斗。

一、职业生涯发展目标的组成

为了实现自己的理想，在制定职业生涯规划时，一定要设定职业生涯发展目标，我们可将职业生涯发展目标分为阶段目标和长远目标。

长远目标是职业生涯规划的总体目标，贯穿人的一生。长远目标的确立是职业生涯规划的重要环节，其他环节都围绕长远目标而展开。同时，长远目标通过一个个阶段目标的完成而实现。长远目标应作为阶段目标的动力和指南，每一个阶段目标是为了实现长远目标而搭建的特定时期的目标。阶段目标搭建是否合理，既是长远目标能否实现的必要条件，也是衡量职业生涯规划成败的重要指标。有效的职业生涯规划，需要长远目标和阶段目标紧密结合，以排除不必要的犹豫和干扰，全心致力于目标的实现。最后取得成功的人，都是具有明确的发展目标，有锲而不舍的精神，不被他人所左右。

人生要想成功就必须树立清晰而明确的目标。目标可以帮助我们从现在走向未来，目标可以指引我们的行动，目标可以让我们坚定信念勇往直前。职业生涯规划就是让我们中职生确定自己的人生目标。有了目标我们的人生才会有方向、才会有追求，我们的学习和生活才会有动力，我们才会为了实现目标而努力奋斗。所以，我们的人生要想成功，就必须尽快地设定自己的人生目标。没有目标会使我们的人生感到迷茫，不知何去何从。一个没有明确发展目标的人，就像一艘没有舵的船，永远漂流不定，只会迷失方向。

人因为有梦想而伟大，没有目标的人生是没有意义的。目标是人生道路上的一盏明灯，有了目标，人就可以更容易地排除阻碍、义无反顾的向着成功迈进。我们要想取得人生的成功，就必须及早地设定明确而正确的人生目标。

二、确定职业生涯发展目标需要符合发展条件

我们要想实现职业生涯发展目标，那么在确定职业生涯发展目标时必须要符合自己的外部条件和内部条件。外部条件主要是指个人所处的外部环境，即家庭环境，所处地域的经济特点以及行业发展变化趋势。内部条件即个人条件，主要指个人的身体素质，学习状况，能力兴趣，行为习惯等。

不同的发展目标对从业者有不同的要求，所以职业生涯发展目标必须符合自身条件，通过分析自己的外部条件和内部条件，明确发展目标，"扬长避短"地发展自己，"扬长补短"地发展自己。

如何确定目标呢？首先，我们要实事求是，一分为二地审视自己，既要立足于现实，又不自惭形秽。在确定发展目标的时候，我们必须认真分析本人学习状况、能力兴趣、个性特点和行为习惯等方面的现状及变化趋势，对自己有一个比较准确的认识，还需要明确我们个人的价值取向。既要看到自己的优势，也要看到自己的不足，还要看到发展中的自己。要找到自己的优势并把它发扬光大。只有在实事求是的基础上选择发展目标，才能使自己的学习、工作以及各种行动措施沿着职业生涯规划预定的路线前进。

其次，我们要分析环境，抓住机遇。分析环境所指环境主要包括家庭环境、区域经济特点和行业发展趋势方面，对以上进行分析找到有利于我们发展的条件，从而促进目标的实现，与此同时，中职生应该多关注国情，了解相关的国家政策。目前，中共中央关于制定国民经济和社会发展第十四个五年规划和二零三五年远景目标的建议中明确指出，"十四五"时期是我国全面建成小康社会、实现第一个百年奋斗目标之后，乘势而上开启全面建设社会主义现代化国家新征程、向第二个百年奋斗目标进军的第一个五年。作为当代的中职生我们一定要抓住这样的机遇，迎接挑战，在为国家贡献力量之时，实现自己的职业目标。

最后，要想实现自己的目标，在下定决心之后，我们就要化意愿为行动。梦想要想实现就必须有行动，这就要求青少年敢想敢做，不仅要敢于树立自己的理想、明确自己的发展目标，更应该培养自己为了达到目标而立即行动的习惯。养成立即行动的习惯，会激励我们去做那些想了很久却迟迟不敢去做的事情。只有这样，在抓住了机遇的同时，成就梦想的可能性就增大了。

📖 案例分析

成就梦想

案例：小罗纳尔多是一名职业足球运动员，他擅长中场及前锋，于2004年和2005年连续两年获得"世界足球先生"称号，2005年当选"欧洲足球先生"，同年成为了国际职业足球员协会最佳球员。

小罗纳尔多儿时家庭不算富裕，母亲承担着一家生活的重担。小罗纳尔多一家对足球有着不一般的热情。父亲曾是足球运动员，母亲是个球迷，哥哥也是个足球运动员。在家庭的熏陶下小罗纳尔多很小就开始接触足球，并从小立志当一名球星，坚持艰苦训练，极力练好每个环节，从爱好足球者成为了地区选手，后来进入了巴西国家队，成为一名家喻户晓的足球明星。

思考：小罗纳尔多为什么能够成为一名家喻户晓的足球明星？

分析：职业生涯发展目标的设定必须符合自己的实际条件，只有符合自己实际条件的目标才是可以实现的。

三、选择职业生涯发展目标的方法

对于中职生来说，职业生涯发展目标的选择将影响一生，如果目标选择得恰当，那么今后的职业发展就会畅通无阻。所以我们应通过设定发展目标、选择发展目标、确定发展目标三个步骤来做出决定。

1. 设定发展目标　根据自己的实际情况设定多种发展目标，并对各发展目标进行可能性评估。可能性评估包括自我评估和环境评估。

自我评估包括自己的兴趣、特长、性格、学识、技能、智商、情商、能力等。自我评估也就是客观地认识自己、了解自己。因为只有了解自己，才能选择出适合自己的职业，才能规划出适合自己发展的职业路线，才能对自己的职业生涯目标作出最佳抉择。

环境评估主要包括家庭环境、社会环境、经济环境、政治环境等。环境评估主要是评估各种环境因素对自己职业生涯发展的影响，每一个人都生活在一定的环境之中，脱离了这个环境，职业生涯便无法实现。所以，在制定个人的职业生涯规划时，要分析环境条件的特点、环境发展变化的趋势、自己与环境的关系、自己在这个环境中的地位、环境对自己提出的要求以及环境对自己有利的条件与不利的条件等。只有对这些环境因素充分了解，才能做到在复杂的环境中作出正确的选择。通过这些评估之后，不论是长远目标，还是阶段目标，都要把不切实际、不可能达到的去掉。

2. 选择发展目标　根据评估的结果，对设定的发展目标进行选择。再根据个人的实际情况、个人的发展趋势及外部条件，确定最适合自己、最具可行性的发展目标。职业生涯发展目标需要从三方面进行的选择：第一，择世所需，也就是说要选择社会上所需要的职业。只有把这样的职业设定为发展目标，才是顺应时代需求的，才是可以实现的目标。第二，择己所长，即选择自己擅长的。只有把自己擅长的技能作为发展目标，才能让人有所突破实现自己的价值，也能更快地完成职业目标。当然，有的人喜欢挑战，会选择一些有难度的工作，来激发自己的潜能，这当然也是可以的。第三，择己所爱，即选择自己所喜爱的。只有把自己的兴趣爱好作为发展目标，才更能激发人的潜力和斗志，以便职业目标更快地实现。

在选择职业发展目标时，我们要根据自己的实际情况和所处的外部环境进行目标的选择。我们还要知道自己是变化发展的，外部环境是变化发展的，职业也是变化发展的，所以我们既要"立足于现在"，也要"着眼于发展"。正确地进行自我认识和评价，才能对发展目标做出合理的选择。

3. 确定发展目标　确定发展目标是在选择发展目标所得结果的基础上，反复琢磨、进行比较，从多个发展目标中，选出最适合本人发展条件、最有激励作用的目标。

通过设定发展目标、选择发展目标、确定发展目标三步的决策分析之后，有的目标就是最终的发展目标，无需改动；有的可能会因为一些原因而进行调整，我们需要再次进行分析、评估，重新确定发展目标。人生中很多重要的事情，是需要我们反复分析、比较来做出选择。

作为中职生我们在选择自己的职业生涯发展目标时，应按照以上几个步骤作出选择。首先根据自身条件、专业特点、外部环境等来设定自己的发展目标。其次对发展目标进行可能性评估，选择自己的发展目标。最后再进行比较、反复地研究确定自己的发展目标。确定完发展目标之后便需要我们为之付出努力。

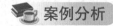 **案例分析**

被放弃的人生理想

案例：法国少年皮尔从小就喜欢舞蹈，他的理想是当一名出色的舞蹈演员，可是因为家境贫寒，维持基本生活都非常艰难的，父母根本拿不出多余的钱来送皮尔上舞蹈学校。皮尔的父母不得不把他送到一家缝纫店当学徒工，希望他学一门手艺后能帮家里减轻点经济负担。皮尔非常厌恶这份工作，不但工作繁重，而且报酬少，更重要的是，他觉得自己是在虚度光阴，他为自己的理想无法实现而苦闷。

他认为，与其这样痛苦地活着，还不如早早结束自己的生命。就在皮尔准备跳河自杀的当晚，他突然想起了他从小就崇拜的有"芭蕾音乐之父"美誉的布德里，皮尔觉得只有布德里才能明白他这种为艺术献身的精神。他决定给布德里写一封信，他希望布德里能收下他这个学生。

在信的最后，他写道，如果布德里在一个星期内不回他的信，不肯收他这个学生，他便只好为艺术献身跳河自尽了。

很快，年少轻狂的皮尔便收到了布德里的回信。皮尔以为布德里被他的执着打动终于答应收下他这个学生了，谁知布德里并没提收他做学生的事，也没有被他为艺术献身的精神所感动，而是讲了他自己的人生经历。

布德里说他小时候很想当科学家，因为家境贫穷父母无法送他上学，他只能跟一个街头艺人过起了卖唱的日子……最后，他说，人生在世，现实与理想总是有一定的距离，在理想与现实之间，人首先要选择生存，只有好好地活下来，才能让理想之星闪闪发光。一个连自己的生命都不珍惜的人，是不配谈艺术的。

布德里的回信让皮尔猛然醒悟。后来，他努力学习缝纫技术，从 23 岁那年起，他在巴黎开始了自己的时装事业。很快，他便建立了自己的公司和服装品牌。他就是皮尔·卡丹。

思考：皮尔的成功给你的启示是什么？

分析：要想实现职业生涯规划必须从实际出发，还要看到发展中的自己和职业的发展趋势。

第二节　构建发展阶梯

PPT

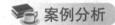案例分析

大目标由小目标组成

案例：1984 年，在东京国际马拉松邀请赛中，名不见经传的日本选手山田本一出人意外地夺得了世界冠军。当记者问他凭什么取得如此惊人的成绩时，他说了这么一句话："凭智慧战胜对手"。当时许多人都认为这个偶然跑到前面的矮个子选手是在故弄玄虚。马拉松是体力和耐力的运动，只要身体素质好又有耐性就有望夺冠，爆发力和速度都还在其次，说用智慧取胜确实有点勉强。

两年后，意大利国际马拉松邀请赛在意大利北部城市米兰举行，山田本一代表日本参加比赛。这一次，他又获得了世界冠军。记者又请他谈经验。山田本一性情木讷，不善言谈，回答的仍是上次那句话："用智慧战胜对手"。这回记者在报纸上没再挖苦他，但对他所谓的智慧仍迷惑不解。

10 年后，这个谜终于被解开了。他在他的自传中是这么说的：每次比赛之前，我都要乘车把比赛的线路仔细地看一遍，并把沿途比较醒目的标志画下来，比如第一个标志是银行；第二个标志是一棵大树；第三个标志是一座红房子……这样一直画到赛程的终点。比赛开始后，我就以百米的速度奋力地向第一个目标冲去，等到达第一个目标后，我又以同样的速度向第二个目标冲去。40 多公里的赛程，就被我分解成这么几个小目标轻松地跑完了。起初，我并不懂这样的道理，我把我的目标定在 40 多公里

外终点线上的那面旗帜上，结果我跑到十几公里时就疲惫不堪了，我被前面那段遥远的路程给吓倒了。

思考： 山田本一是如何取得冠军的？给你的启示是什么？

分析： 在现实生活中，我们在做事情的时候之所以会半途而废，其主要原因，往往不是因为难度较大，而是觉得成功离我们太远。因此，将一个大目标科学地分解成若干个小目标，有助于长远目标的实现。

一、阶段目标的特点与要领

1. 阶段目标的特点与具体内容　阶段目标是通向长远目标的必经之路，是实现人生价值的台阶，起到承上启下的作用，没有阶段目标的构成，人生目标就不可能实现。所以，长远目标的实现是需要多个阶段目标的，各阶段目标之间应该是阶梯式的，前一个目标为后一个目标做铺垫。所有的阶段目标设定都是为了实现长远目标。

（1）阶段目标的设计特点　一是必须要有一定的高度。目标不是轻而易举就能实现的，是需要我们付出努力才能达到的。只有这样的目标，对我们才有激励作用。二是必须是有可能实现的。目标的设定要符合自己的实际情况，也要符合社会环境，是通过努力可以实现的。三是必须是具体的。要有明确的目标，还有就是为实现这个目标需要做出哪些具体的努力。

（2）阶段目标的具体内容　职业生涯规划的阶段目标应包含以下内容：一是具体的目标，包含具体掌握的技能、达到的学历、取得哪些等级证书或具体的职位等；二是达到的时间，即实现目标的时间；三是符合自己的需求，即是否可以满足自己在物质方面、精神方面以及发展前景等方面的需求；四是符合自身的条件，即自己的外部条件和内部条件是否能达到此目标，与此目标的差距有哪些，如何缩短差距，及如何应对外部环境的变化。

按照以上四个内容对阶段目标进行规划，规划的越具体、越详尽、越好就越有可能实现。阶段目标的制定需要我们对职位有全方面的了解，因为职位不仅有相应的报酬而且有相应的责任和挑战。要想实现自己的目标，必须要对以上内容全面了解。

2. 阶段目标设计要领与思路　阶段目标贯穿整个职业生涯规划当中，是职业生涯规划成败的重要标志。因此设计阶段目标时我们应做到思路清晰、阶梯合理、内容明确、表述无误、直指长远目标。

（1）设定阶段目标的要领

第一，明确分段数量。职业生涯发展的阶段目标既可分为近期目标、中期目标与长期目标三大段，也可细分为 4~6 个阶段，还可以设定更多个阶段。

第二，确定表现形式。表现形式有很多种，其中包括简图、文字、表格等。无论采用哪种形式，只要简单明了、抓住重点，能实现阶段目标的导向作用与激励作用即可。

第三，巧用分段方法。可以从职务晋升、职业资格标准、年龄段等方面设计自己的阶段目标。中职生应从实际出发，选择适合自己的分段方法。

无论长远目标与各个阶段目标怎么设定，我们应该根据所学专业对应的职业群确定阶段目标。

（2）阶段目标的设计思路　每个人的阶段目标不同，设计思路也不相同，根据自己想要达到的标准，既可以根据时间段的期望值来设计自己的阶段目标，也可根据自己的年龄段的期望值来计划自己的阶段目标，还可以按照个人职位晋升的标准来设计自己的阶段目标，还可以根据职业资格标准来设计自己的阶段目标。

阶段目标的设计方法有很多种类，最常用的是"倒计时"即"往回推"的方式。这一方式采取的是逆向思维的设计思路，也就是先设计长远目标，然后再根据长远目标设计各个阶段目标。之后根据实现长远目标所需要的知识、能力以及实现的时间来设计各个阶段目标。由后往前倒着进行设计。

↹ 知识扩展

设计阶段目标的步骤

第一，分析自己实际情况，明确自己的优势，找到与目标之间差距，并分析差距。

第二，把存在的差距分类，按与实现长远目标的远近程度排序。

第三，根据差距建立台阶，分阶段弥补差距。

第四，列出各个阶段目标要实现的内容、实现的时间以及实现的具体方法。

第五，比较前后两个阶段目标的内容是否可以衔接得上，如果衔接不上，还需要进一步改动，重新理顺关系。

阶段目标制定必须在认真分析自身现有条件的基础上，根据已确定的长远目标的要求，对二者间的差距进行分解，然后分步推进。搭建不断提升的各阶段目标，其目的在于分步缩小"现实的我"与"未来的我"之间的差距，分段提升自身素质，不断向长远目标攀登。

目前，我国正处于两个百年、两个时期、两个阶段的经济社会发展时期。即与2021年建党100周年、2049年中华人民共和国成立100周年的"两个百年"紧密相连；与2020年全面建成小康社会决胜期、"两个一百年"奋斗目标的历史交汇期的"两个时期"紧密相连。第一个阶段，从2020年到2035年，在全面建成小康社会的基础上，再奋斗15年，基本实现社会主义现代化；第二个阶段，从2035年到本世纪中叶，在基本实现现代化的基础上，再奋斗15年，把我国建成富强民主文明和谐美丽的社会主义现代化强国。

中职学生在制定自己的发展目标时，应该把对职业生涯成功的追求融入祖国发展的时代潮流中去，制定出符合时代特点的发展目标。

二、近期目标的重要性和制定原则

1. 近期目标的重要性　近期目标是职业生涯规划中最重要的阶段目标，任何长期目标都是建立在各个阶段目标之上，各阶段目标最终都会变成近期目标，所以只有明确近期目标，才能向着长远目标迈进。

近期目标是迈向长远目标的第一步，只有把这第一步走好，长远目标才有可能实现。在近期目标制定之前，首先我们要从所学专业出发确定发展方向，然后分析内外因，通过了解社会、了解职业、了解自己，确定近期目标。然后再处理好近期目标与长远目标的关系。作为在校期间的学生，我们应充分利用在校学习的时间，努力学习相关的知识和技能，提高自身素养，培养职业兴趣，挖掘职业潜能，自觉提升职业素养，为职业生涯发展奠定基础。

2. 近期目标的制定原则　对于中职生来讲，在制定近期目标时，应遵循以下几个原则。

（1）**具体原则**　近期目标的设定必须是清楚明晰的，并且具有行为导向作用。近期目标的制定必须要具体可行，不能含糊其辞。比如"我要学好语文"这就不是一个具体的目标，"我要多阅读，积累词汇，提高写作水平"这就算是一个具体的目标。后者就更容易实现。

（2）**适度原则**　这里的"适度"有两层含义：一是目标的制定应该在自己的能力范围之内。因为近期目标是走向成功职业生涯的第一步，应该是通过努力可以实现的，从而体会到成功的喜悦，为下一个目标的实现提供动力。二是目标要具有挑战性。我们所提出来的目标一定是要经过努力才能实现，而不是唾手可得的。容易达到的目标很难激发人的潜能，也容易让人失去斗志。

（3）**可实现原则**　目标的设计一定是依据实际情况来制定的，要根据自身的内部条件和外部条件来制定。对于中职生来说，不同年级的学生应该有不同的近期目标。对于低年级学生可以把获得职业资格证书作为近期目标，也可以把成为优秀毕业生作为近期目标；高年级的学生可以把具体的就业岗位或具体的升学院校作为近期目标。不管你的近期目标到底是什么，都必须符合实际情况。

案例分析

追逐梦想的小陈

案例：小陈是幼儿教育专业学生，她是一个积极向上、性格开朗的女孩。平时特别喜欢和小孩子们在一起，她喜欢唱歌、舞蹈、口才等。她立下志向要成为一名优秀的幼儿教师，将来创办属于自己的幼儿园。

为了实现这一长远目标，她把近期目标设定为优秀中职毕业生，第二阶段目标是找到一所幼儿园做教师，第三个阶段目标就是要创办自己的幼儿园。

她把近期目标做了一个详细的规划：热心集体活动，提高公关和组织管理能力，文化课跟得上，专业课要扩展，精学重点科目。二年级时取得幼师资格证书。三年级时在岗位上锻炼实战能力。

信心十足的小陈，怀着满腔热情的朝着自己的梦想努力，毕业时不但达到了自己预定的优秀目标，还被评为优秀共青团员，毕业后在一家幼儿园担任幼师教育工作。她正在想朝着下一个目标行进。

思考： 小陈的近期目标是什么？对你有什么启发？

分析： 只有符合自身条件的职业生涯发展目标才是好目标。近期目标的制定一定是务实的，起激励作用的，为长远目标做铺垫的。

三、围绕近期目标"查缺补漏"

围绕近期目标"查缺补漏"也就是依据近期目标的要求，查找与现在自身的差距，针对差距，弥补不足。

对于刚入校的中职生来说，我们缺乏社会实践经验、缺乏对专业的全面了解，不一定能够针对目标对从业者自身条件和外部环境做出细致的分析。所以，我们在确定完近期目标之后，还要回头分析完善发展条件，进一步找到实现近期目标的优势和差距。只有找到优势和差距才能增强实现目标的自信，才能让发展措施有针对性和操作性，才能扬长补短地发展自己。

中职生毕业后如果打算就业，我们就应该了解职业与岗位对从业者的要求，包括职业能力、专业知识、职业技能和道德修养等方面。如果毕业后打算创业，应该多了解一些关于创业所需要的基本素质即心理素质、身体素质、知识素质和能力素质等。如果毕业后打算继续升学的，则应该熟悉升学的途径及要求。这些都了解清楚之后，再进一步分析自己的现状与目标的差距，利用在校期间的学习来弥补自己的不足，缩短差距，以便实现自己的目标。

中职生在"查缺补漏"之时，一定要立足实际，敢于正视自己的现状，通过了解自己的特长、兴趣爱好、性格特征、能力潜质等方面，给自己做出正确的评价，从而更全面地了解"现在的我"。于此同时，我们还要敢于预见"未来的我"。在现有的基础上，通过自己的努力可能获得哪些进步并进行分析。这是确定职业生涯目标的依据。

第三节　制定发展措施

PPT

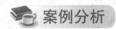案例分析

成功始于行动

案例： 1950 年，20 出头的郑小瑛来到当时最负盛名的莫斯科音乐学院学习作曲。她似乎注定就是为音乐而生，六岁学习钢琴，十四岁精通各种乐器并且多次登台演出。

在莫斯科音乐学院里，郑小瑛的才华得到了老师和同学的认可，她的曲子时常被学校交响乐队拿去演奏。

有一次，在音乐厅看见指挥师正演奏她的曲子，她被那种意气风发深深吸引住了，一个理想由此萌发："我要成为一位优秀的指挥家！"

从那以后，郑小瑛一有时间就跑到音乐厅去看表演，当然，最主要的是暗中学习指挥技巧，还时不时找机会向教授请教。回到宿舍后，她就对着自己的曲子开始练习指挥，同学们都取笑她说："难道你想成为一名指挥家吗？别白费力气了，因为那是一件不可能的事情！"

同学的话其实不无道理，当时全世界的女性地位都不高，有机会接受音乐教育的女性已经很少了，更何况是女性指挥家？虽然不敢说全世界绝对没有一位女性指挥家，但在当时，他们都没有听说过。指挥家，似乎是专属于男人的职业。

"难道女性就不可能成为指挥家吗？"郑小瑛在心中发问。没人能给她答案，能给答案的人只有她自己！

此后，郑小瑛在指挥上的学习和锻炼更加勤奋了，从表情到手势，从眼睛到心灵……

机会总是属于有准备的人！有一次，学校里组织一个音乐盛会，郑小瑛所作的一首曲子被选进了演奏曲目中。而观众席中，有两位响当当的人物：苏联国家歌剧院的指挥海金和莫斯科音乐剧院的指挥依·波·拜因。谁都没有想到的是，正当音乐指挥走上台的时候，他居然扭伤了脚，一个踉跄跌坐到地上，全场一片惊呼。工作人员很快跑过去扶住教授，同时还有人把椅子搬上指挥台，想让他坐在椅子上指挥，但那样不行，因为他扭到脚的同时也碰伤了肘部。教授摇摇头，全场不知如何是好！

郑小瑛一下子从椅子上站起来，在一片惊愕的目光中，走到那位教授的面前深鞠一躬说："我以艺术的名义向教授申请接过您手中的指挥棒！"

面对这样一张年轻而坚毅的脸，教授找不出任何理由拒绝，他把手中的指挥棒递给了郑小瑛。她转过身，对乐手们点头示意，指挥开始了。只见指挥棒在她的手中时而急促有力，时而缓和悠扬，音乐就像是从她指挥棒上流淌出来似的，时而奔腾如雷，时而平静似水。她那热情奔放、气魄雄伟的指挥蕴藏着无比强烈的艺术感染力，简直无懈可击，完美无瑕，就连那位扭伤脚的教授和观众席上的海金和拜因也频频点头。一曲结束，掌声四下响起，海金和拜因更是对郑小瑛做出了这样的评价："她，将来必定是一位卓越的指挥家！"

当天，海金正式向郑小瑛提出邀请，让她进入苏联国家歌剧院深造指挥艺术。"艺术应该属于任何人，不应该有性别之分！"海金说。进入国家歌剧院后，郑小瑛刻苦学习，先后成功地指挥了《托斯卡》《茶花女》等一系列苏联经典歌剧，在苏联引起了极大的轰动。

几年后，郑小瑛学成回国，为音乐事业作出了不少的伟大贡献，最终成为中国甚至是全球第一位卓越的交响乐女性指挥家。

思考：1. 郑小瑛的理想是什么？

2. 郑小瑛是如何实现自己的理想的？

分析：在确定目标之后，我们需要落实具体的计划和措施。没有落实具体的措施，目标就难以实现，更谈不上事业的成功。还需要有坚定的意志去执行。我们要想实现自己伟大的理想和宏伟的目标，就必须立刻行动起来。

一、措施的要素与制定方法

1. 制定措施的重要性 措施即解决问题的办法，而这里的措施是指为了实现职业生涯目标而采取的方法。一个人的成功与他制定的措施有很大的关系。有些人有很宏伟的目标，但却没有制定措施，最终目标无法实现。要想实现自己的职业生涯发展目标，必须要制定具体的、可行性的措施。

目标的实现需要坚持不懈的努力，需要自制力和意志力的支撑。如果目标明确，那么就要学会坚持，哪怕每天只有一点点的进步。如果没有行动，最终梦想会变成空想。措施制定完成后，我们应该立即行动起来；否则，就成了一纸空文，毫无用处。

2. 措施的要素 实现职业生涯目标的措施有三个要素，即任务、标准和时间。

任务即"做什么"和"怎么做"，也就是围绕职业生涯发展目标要做的各项事宜以及实现职业生涯发展目标的具体做法。标准即"做到什么程度"，应依据实际情况预测自己可能达到的程度。时间主要包括两个方面：一是目标的完成时间；二是落实措施的具体时间。

3. 措施的制定方法 在职业生涯规划中，制定一个适合自己的职业生涯发展措施是十分重要的。制定措施过程中，要有自己的特点。制定方法如下。

（1）**具体性** 措施的制定必须是详细明确的，不可含糊其辞、模棱两可的。包括制定措施的内容、方法、时间等都必须是具体的。尤其是第一个目标措施的制定一定是越具体、越详尽越好，以便制定的措施可以更好地指引行动，加快实现目标的脚步。也有利于自己在实施措施的过程中，发现其不足之处，以最快的速度修改措施，找到适合自己的措施，有利于更快地实现目标。第二阶段之后的发展措施可以稍微"模糊"一些，因为后几个发展措施可能会因为本人与环境等因素发生改变而进行调整。

（2）**可行性** 措施在制定的过程中要符合实际情况，包括自身的条件和外部环境。自身条件我们可以从自己的兴趣、爱好、特长、行为习惯、学习状况以及个性特点等方面考虑。外部环境我们可以从家庭环境、学校环境等方面考虑。从中找出自己的优势和劣势。如何把劣势变为优势，只有把自己的情况分析透彻，才能制定出具有可行性的措施。

（3）**针对性** 措施在制定的过程中要直接指向目标，这样针对性强，有利于目标的实现。与此同时也要指向本人与目标的差距，这样有利于我们弥补差距，从而全面提升自己的素质。寻找差距主要是查找发展目标的具体要求与自身条件之间的差距，即现有的职业能力、知识、技能水平、学历以及个人素养与目标要求之间的差距。只有针对目标，弥补差距，才能缩短我们与目标的差距，才能尽快地实现自己的职业目标。

无论我们制定哪一阶段目标的措施时，都应该为下一个目标的发展做铺垫，最终都应该指向长远目标，为长远目标的实现打下基础。

二、落实近期目标措施的具体计划

1. 近期目标措施要落实到计划 措施制定完后，行动便成了主要的环节。如果没有行动，那么目标就永远不会实现。近期目标是实现长远目标的重要组成部分，只有近期目标的实现，长远目标才有可能实现。对于近期目标措施的实行要有计划。只有有了计划，才能提高完成目标的效率，才能约束自己的行为，才能尽快地实现自己的目标。所以，作为中职生的我们应该学会制定执行计划。

对于中职生来讲，制定近期目标执行计划可分为：校计划、年计划、月计划、周计划以及日计划。校计划和年计划是月、周、日计划的基础；月、周、日计划是校计划和年计划的细化。每一个计划的制定都应该以前一个计划为依据。比如：年计划的制定应该以校计划为依据，月计划的制定则是以年计划为依据，以此类推。其中日计划是非常重要的，每天做什么事，都怎么做，这些就应该是每天计划的具体安排，这样我们才能更好地把握每一天。

2. 制定近期目标措施、落实计划的方法 中职生在制定近期目标措施落实计划时，要以学校的教学计划和工作安排为基础进行编排。

首先，应该充分估计出要完成的所有事项。把它们列出清单，写在纸上。比如：要学习哪些知识、考取哪些证书、培养哪些素质等。给这些事项填上具体的完成时间。再按照完成的时间把清单分别写在年、月、周、日的计划之中。

其次，从本人实际出发，根据个人的能力、习惯以及兴趣等制定出更具体、更细致、更具有可行性的计划。与此同时，我们在制定计划时也要注意适度原则。有些学生，喜欢把自己的时间安排得满满的。看起来是一个非常完美的计划，在实施起来时，可能根本无法实现。如果其中的一个计划没有在规定的时间内完成，那所有的计划就有可能失败。

最后，及时检查计划，调整计划。当一个计划制定完成后，在执行的过程中，我们应了解计划进展是否顺利，有没有难度，存在哪些问题等，分析其中的原因，及时调整计划。当一个计划完成之后，我们应该及时地回顾与自我评价，有哪些的不足，哪些需要改进，取得了哪些的进步等。我们也应多关注国家政策，所处地域的经济发展状况以及行业发展动向，以便于对计划及时作出调整。

同学们已经学会了制定执行计划的方法，那么我们就应该养成每天给自己安排任务的习惯。这样我们才能更快更好地获得职业生涯的成功，拥有美好的未来。

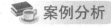

追逐梦想，脚踏实地

案例：小涛是某职业学校康复专业的一名学生，他的长远目标是成为一名康复师，近期目标是想成为当地某医院的一名康复师助理。为了实现自己的近期目标，他制定了详细的发展措施。

1. 在校期间为毕业后能到某医院成为康复师助理和当上康复师打好基础。

在校一年级时，每天努力学习，年终考试中取得了优异的成绩。养成了良好的学习习惯，提高自学能力，课余时间多看专业的书籍，周六周日利用休息时间去按摩诊所做义工实习，在日常生活中锻炼自己与陌生人交流的能力等。

2. 毕业后到某医院的康复科实习，为以后成为康复师铺路。

实习期间努力学习，帮老师处理患者，并不断学习康复手法和技能，以求快速提高自己，利用晚上时间看康复师考试技能的书籍，日常工作中正确处理与领导同事的关系，争取取得老师的信任。

思考：小涛的近期目标是什么？为了实现目标，他制定了哪些措施？

分析：近期目标制定的措施要具体、可行、针对性强，并且为长远目标的实现做铺垫。

三、养成终身学习的习惯

1. 终身学习的原因　俗话说"活到老，学到老"，这就是终身学习的意思。终身学习仅仅是指学习文化知识吗？答案当然是否定的。终身学习不仅仅是学习文化知识、提高学历水平。它还包括学会做人、学会做事、学会与人相处以及学会学习等很多的方面。其实学习文化知识可以培养我们的学习能力，使我们学会学习，为终身学习打下坚实的基础。

有很多的学生从迈出学校大门开始，就觉得不用学习了，终于摆脱了学习。其实这种想法大错特错。为什么我们取得了学历证书后还需要终身学习呢？其原因有以下几点。

（1）科技的进步与社会的发展需要人们终身学习。随着科技的进步、社会的迅猛发展，如果不学习，终将会被社会所淘汰。复旦大学原校长杨家福教授曾说，一个大学生在毕业那天，他在这四年里所学的知识有50%已经过时。所以，可以看出知识的更新速度是非常快的。人类知识的总量翻番所需要的时间已经从过去的100年缩短到目前3年左右。更有预测，50年后，人类所拥有的知识总量中，现存知识占其中1%，也就是说，50年后我们所用的知识大部分都是新知识。为了适应这种变化，跟上时代的脚步，人们必须坚持不懈地学习，学会终身学习。

（2）个人职业生涯发展目标的实现要求终身学习。在工作中出现的新技术、新方法、新工艺等都需要终身学习。终身学习，能使我们克服工作中的困难，解决工作中出现的新问题；能满足我们职业生涯发展的需要，使我们得到更大的发展空间，更好地实现自身价值，最终实现职业生涯目标。

（3）终身学习还能充实我们的精神生活，不断提高我们的生活品质。学习不仅让人掌握知识技能，而且还让人有较宽的知识面，让人聪明伶俐，让人兴趣广泛，让人全面发展。丰富的知识可以让我们享受多彩的生活。

终身学习是实现职业生涯发展的必要条件，是完善自我、享受生活的需要，也是人类进步的需要。让我们树立终身学习意识，学会终身学习的方法。

2. 善于学习　善于学习即可以利用生活中的各种机会，来提升自己、充实自己，使自己的职业生涯目标可以尽快地实现。善于学习就是具有学习能力，是终身学习的必要条件。随着科技的迅猛发展，知识、技术在不断地更新，转岗、晋升都需要再学习，对我们的学习能力要求也是越来越高。所以在校期间，学生除了学习知识、技能以外，还要培养自己的学习能力。

学习能力包括注意力、记忆力、言语表达能力、观察力、思维力、想象力、应用能力、运算能力、听觉能力、视觉能力、理解力、创造力等。其中注意力、观察力、记忆力、思维力、想象力是最基本的学习能力。学习能力是在平时生活中、学习中形成的，可以在平时的学习实践中得到提高。

注意力是指向和集中于某种事物的能力。注意力是最关键的学习能力，是提高学习能力的先决条件。注意力是观察力、记忆力、思维力、想象力的基础。如果注意力不集中，其他几个学习能力也将下降。上课好动、无精打采、心不在焉、说话、睡觉、玩手机等都是注意力差的表现。因此，中职生要想提高自己的学习能力，必须提升自己的注意力。

训练注意力时，首先要培养有规律的生活，早睡早起。其次，做事之前要有明确的目标，只有达到目标才可以结束；每次只做一件事，不要多件一起做；减少干扰，手机静音；每天有意识地练习集中注意力。最后，定期反思与回顾，回想失败原因，进行改进。也可找他人帮助提醒自己。通过一段时间的训练，好的习惯就可以形成，注意力会有所提高。

观察力是指人的眼睛在对事物观看的同时大脑对观察的事物有更深入的理解和认识的能力，如通过观察发现新奇的事物、发现事物的变化规律等，在观察过程对事物有一个新的认识。观察力对于一个人来说是非常重要的。敏锐的观察力可避免受表面现象的迷惑，而真正地看到事物的本质和变化的趋势。观察力，可以使一个人变得更加睿智、严谨，发现许多人发现不了的东西。观察力在整个职业生涯发展过程中也是非常重要的，"做中学"是在工作中向他人学习的重要方式。工作技能的提高，必须是在观察师傅和同行的动作时，归纳总结规律才能得以提高。在训练观察力时，应先从身边事物的特点入手，要养成有意识的观察。对于事物特征的观察要细致入微，注意他人难以发现的地方，通过对比训练也是提高观察力的一个好方法。

记忆力是人学习知识的基础能力。有了记忆力，才能积累经验。记忆力训练的关键是要有记住的动力以及对知识的兴趣。除此之外，睡眠要充足，否则会影响记忆力；在记忆时，应聚精会神，排除外界干扰；学会理解记忆，只有理解的东西记得才会持久牢固。

思维力是人脑对客观事物间接的、概括的反映能力。思维力是智力的核心，也是人们获得知识技能的中心环节。思维力包括理解力、分析力、整合力、比较力、概括力、抽象力、推理力、论证力、判断力、心算力等。它可以预见事物发展的进程。每个人的学习、工作和生活都离不开思维力。在训练思维力时，首先要具有丰富的知识和经验。"书中自有颜如玉，书中自有黄金屋"，多读书可以使我们的知识丰富起来。多参加学校组织的活动和一些社会活动，可以积累经验。其次要激发自己求解问题的兴趣。问题的提出是思维的开始，是思维的引子，接着便是如何解决问题。经常提出问题，解决问题，只有这样大脑才会积极的活动。最后，要培养独立思考的能力。

想象力是在已有的事实或观念的基础上，又创造出新形象的能力。一切新事物的产生都是从想象力开始的，没有想象力就没有创造力，更没有创新。想象力是创造力的源泉。训练想象力时，最主要的方法就是联想法，利用发散思维将一件事情与其他相关联的事情联想起来，慢慢的想象力就会丰富起来。

所有能力的形成，都是相辅相成的。在强化某个学习能力时，相关的学习能力也会得到提高。例如，在训练注意力时，观察力、记忆力、想象力、思维力等多种学习能力都会提高。中职生要想让自己的梦想实现，必须提高学习能力。只有学习能力提高了，职业生涯规划才有可能实现，才能拥有美好的人生。

案例分析

拉链的诞生

案例： 拉链是 1891 年由美国芝加哥机械师贾德森最先发明的。

贾德森为了解除每天系鞋带的麻烦，就发明一种可以代替鞋带的拉链。这种拉链是由一排钩子和一排扣眼构成，用一个铁制的滑片由下往上拉，便可使钩子与扣眼一个个依次扣紧。贾德森把样品送到 1893 年的哥伦比亚博览会上展出，得到好评，并因此取得了专利。

思考： 贾德森发明拉链的事例，对你有什么启发？

分析： 创新源于生活，高于生活。平时培养自己的观察力、思维力、想象力等学习能力有助于创造力的培养。

⇄ **知识扩展**

创造力

创造力是人类特有的一种本领，是人利用自己的方法创造出世界上没有的东西，是一种生成新事物、新思想、新发现的能力。创造力的培养需要激发我们的求知欲、好奇心、进取心、自信心等，培养敏锐的观察力和丰富的想象力，培养自己发现新问题、新关系的能力。还要重视自己思维力的培养，包括求异思维、求同思维、发散思维等。还要多看各种新奇的东西，多观察新鲜的事物。创造力是推进人类社会进步的重要因素，中职生应培养自己的创造力。为推动社会进步、人类发展做贡献。

目标检测

目标检测答案

一、填空题

1. 职业生涯发展目标是由长远目标和（　　）组成。

2. 确定职业生涯发展目标时，必须要符合自己的（　　）条件和（　　）条件。

3. （　　）是职业生涯规划中最重要的阶段目标。

二、选择题

1. "倒计时"的方式，通常是（　　）的设计思路

    A. 长期目标

    B. 阶段目标

    C. 近期目标

    D. 发展目标

2. 下列不属于职业生涯发展外部条件的是（　　）

    A. 家庭状况　　　　　　　　　　B. 区域经济特点

    C. 行业发展动向　　　　　　　　D. 个性特点

3. 近期目标制定的原则有（　　）

    A. 具体原则　　　　　　　　　　B. 适度原则

    C. 可实现原则　　　　　　　　　D. 针对性

4. 措施的要素包括（　　）

    A. 任务　　　　　　　　　　　　B. 方法

    C. 标准　　　　　　　　　　　　D. 时间

三、问答题

1. 如何确定目标呢?

2. 如何制定近期目标措施落实计划?

3. 为什么要终身学习?

书网融合……

微课

本章小结

第四章 职业生涯发展与就业、创业

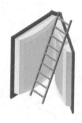

【学习目标】

1. **掌握** 当前就业形势；正确的就业观；学校人和职业人的区别；在校期间角色转换准备。

2. **熟悉** "就业难"的严峻形势；就业政策；创业是就业的另一种形式。

3. **了解** 有关创业的相关内涵及社会意义；培养创业意识。

成功属于有准备的人。了解就业形势，掌握就业方向，进行必要的就业准备，是中职生迈入社会前必须了解的。国家提倡创业，创业是一种新的就业方式，更是实现职业理想的机遇。就业求职，创业向前，都是实现人生价值的舞台。

第一节 正确认识就业

PPT

在竞争日益激烈的今天，就业对于中职生来说，必然会有压力，在这样的压力之下，树立正确的就业观，了解就业政策与就业形势，调整就业观念和行为，显得尤为重要！

一、认清就业形势

（一）就业形势严峻

我国经济快速发展，在工业化、城市化、市场化、国际化的进程中涌现出大量企业，为劳动者提供了一定的就业机会，然而与迅猛增长的劳动力供给量相比，就业岗位的增加依然显得"步履沉重"。据有关部门统计，在现有的经济格局下，每年新增的就业岗位仅为1000万个左右，而我国新增加的劳动力加上现存的下岗失业人员，每年城镇需要就业的劳动力将达到2400万人，供求之间存在着巨大的差距。

（二）技能型人才抢手

技能型人才是我国经济快速发展的顶梁柱，为我国实现现代化做出了突出贡献。与此同时，技能型人才占就业人数的比例也在日益上升。国家更是出台了一系列政策，大力发展职业教育。只要我们努力学好专业知识和专业技能，未来的职业发展前景会更广阔!

(三) 各地区就业形势差异大

一个地区的就业形势往往与当地的经济发展水平相联系。一般来说，经济发达地区开放程度比较高，市场化和国际化运作相对正规，所以能为劳动者提供较多的就业岗位。而我国幅员辽阔，各地区的经济发展水平存在着很大的差异，因此各地的就业形势也就有所不同。总的来说，我国东部沿海地区的就业形势好于西部内陆地区，开放程度较高地区的就业形势好于开放程度较低的地区。

二、树立正确的就业观

面对就业压力，如何打破中职生就业难的魔咒，树立正确的就业观是关键。观念决定行为，只有及时改变传统的就业观念，才能最大限度地减少求职过程中的压力和阻力。

(一) 改变传统的就业观念

1. 求稳定、怕风险的观念根深蒂固 随着市场经济的逐步深入，"优胜劣汰，适者生存"这个自然界中的规律越来越多地用在了企业之间的竞争，在这个竞争中参与者的生与死便成了很正常的事情，转眼间，"铁饭碗"被打碎了。人们必须打破求稳定怕风险的传统观念，树立全新的就业观念。

2. 不愿从基层做起 中职生就业压力很大，但是依然不屑于下基层做一名基层工作人员。所以和现实中的毕业生找不到理想工作之间形成了很大的冲突。只要大家扭转这一传统观念，坚持从实际出发，到基层和艰苦的地方就业，一定能在平凡的岗位创造出不平凡的业绩!

3. 过分强调专业对口 由于社会竞争激烈，如果过分强调专业对口，只会导致就业渠道越来越窄。中职生应该在专业不能对口的情况下，去考虑与专业相关的职业，甚至是与专业无关的职业，这样才能拓宽自己的就业渠道。

4. 片面追求工作地域和待遇 中职教育是培养行业需求的实用技能型人才的教育，对学生的基础文化课要求不高，而大城市往往集中了很多的高精尖人才，中职生如果片面追求工作地域，可能对自己的职业生涯发展不利。

薪酬是从业者和用人单位之间很敏感的话题，追求高薪酬原则上没有错误，但是必须摆正自己的位置，正确估量自己的价值，不要因为单纯追求高薪酬而忽视了自我价值的实现。

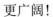 案例分析

赵燕的就业路

案例：赵燕是某中等职业学校学前教育专业的学生。一次偶然的机会，她发现社会上对"育婴师"的需求很大，于是决定考取育婴师职业资格证书，加入这一行业。

学习期间，赵燕学习了关于婴儿喂养、健康、游戏等方面的课程，对婴儿各阶段的特点有了更多的了解。学习结束后，赵燕考取了国家颁发的育婴师职业资格证书，

毕业后正式开始了育婴师的工作。

赵燕在刚开始工作时，每周只有一两个人咨询、预约，到现在几乎每天都有人打电话请赵燕去照顾他们的婴儿。赵燕的工作越来越忙碌，不仅获得了丰厚的经济收入，也从中获得了他人对自己的认可。作为一名育婴师，赵燕感到非常自豪。

思考：赵燕怎么能够顺利就业的？

分析：赵燕根据社会需求选择职业，实现了个人职业理想。

（二）树立正确的就业观的方法

就业观是人们在就业方面的根本性的观念，它对人们就业选择、从业行为具有导向和动力作用，对人们的职业生涯发展有着决定性的影响。

1. **认清就业形势，给自己合理定位** 就业竞争虽然很激烈，但一定会给每个人留下适合的角色和位置，所以给自己一个合理的定位很关键。只有将主观愿望与自身实际结合起来，将社会的需要与个人的能力结合起来，才会有成功的胜算。

2. **树立"先就业再择业"的就业理念** 树立"先就业再择业"的思想，打破一次选择定终身的观念。我们要转变思想把职业视作基本的谋生手段，不要对第一份工作过于挑剔，只要职业合适，并能实现自己的价值，一样发出光和热。我们在做第一份工作的过程中，可以通过实践和岗位培训等方面提高自己，为日后的进一步发展和再一次的择业打好基础。许多人都想一毕业就自己闯一番事业，但是往往都不同程度地受到资金、工作经验、视野、人脉等因素的制约。正确的选择应该是先找到一份工作，积累经验、积累资金、积累人脉，再选择自己喜欢的职业或者自主创业。

3. **树立自主就业的思想，在就业过程中发挥自己的创造性** 就业时，我们不能只依赖学校"分配工作"和家长"有路子找工作"，而应该自己到就业市场去观察、去体验、去实践。我们还应具有自主创业的精神，在有了一定的条件、经验、人脉资源的积累后，开创自己的事业，寻求职业生涯的大发展。

4. **树立终身学习的意识** "活到老，学到老"的道理在今天依然适用。对于就业者来讲，唯有用知识武装头脑，用不断学习去打败对手，才会立于不败之地。树立竞争就业的思想，不断充实和提升自己。当前，人才的竞争更加激烈。对此，我们要知道"上岗凭本事，提拔靠贡献"的道理，树立竞争就业的思想，不断学习新的知识与技能，不断提高自身的素质，把自己培养成为适应社会需要的优秀人才。

⇄ **知识扩展**

正确的就业观

树立"先就业再择业"的就业理念，积累社会经验和人脉资源，为今后的发展奠定良好的基础。

（三）认真分析就业形势

1. 分析国家就业政策　就业政策是以国家为主体，在特定条件下实行的以促进劳动就业、加强就业管理为主要形式，旨在解决就业问题，满足社会发展和劳动者需要的社会政策。适时关注就业政策，可以帮助就业者确立更加合适的就业目标。

2. 分析就业地经济环境　就业地的经济环境是影响当地就业者选择职业的重要因素，内容包括经济发展状况、劳动力供求状况、产业结构、人们的收入水平等因素。

3. 分析行业环境　行业环境包括行业的发展状况、发展趋势、优势、劣势或存在的问题。分析时要结合社会大环境进行分析，只有这样，才能更好地选择行业和企业，为自己就业奠定良好的基础。

> **⇄ 知识扩展**
>
> 学会拓宽就业渠道
>
> 有以下九种就业渠道可供选择。
>
> 1. 通过劳动和社会保障部门主管的劳动力就业市场就业。
>
> 2. 通过人事部门主管的人才市场主动就业。
>
> 3. 通过各种社会职介机构择优就业。
>
> 4. 通过学校就业机构运用校企联系方式推荐就业或信息服务指导就业。
>
> 5. 通过亲朋好友等社会关系推荐就业。
>
> 6. 自主创业。
>
> 7. 参军。
>
> 8. 进入农村基层（乡、村）行政事业单位。
>
> 9. 继续深造读书。

第二节　做好就业准备

PPT

一、做好由"学校人"到"职业人"的角色转换

告别学校、走向社会之后，中职生将面临人生的一次飞跃，就是结束学业时代，开启职业生涯。

（一）"学校人"与"职业人"的区别

简单来说，"学校人"主要就是学习以后从事的职业工作的知识和技能的人，"职业人"就是有职业的人或是从事职业活动的人，也可以说是职业活动领域中的人。"职业人"作为职业活动的主体，通过自己具备的职业知识和职业技能，在职业岗位上，

完成相应的工作职责，并获得一定的经济报酬。

（二）角色转换的重点

角色转换要通过两步来完成：第一步，在学生时代就做好转换的心理准备，了解两种角色的区别，在日常学习和生活中加强针对性训练，在实习期间有意识地强化训练；第二步，就业后结合岗位特点，在从职业实践中锻炼自己的能力，顺利地完成角色转换。

在角色转换过程中，要注意以下几个重点。

1. 个性导向向团队导向的转换　"学校人"之间的人际关系简单，任务单一，以完成学习任务为主。虽然在一个集体中生活，但学习活动主要由个人完成。在多种形式的学习活动中，学校鼓励学生发展自己，个性发展在学校教育中也受到特别的重视。

"职业人"之间的人际关系复杂，任务多样，以完成职业任务为主。在社会分工的条件下，任何职业活动的运行都离不开与他人的协作，每个人在为他人提供服务的过程中，也在接受他人的服务。职业任务的完成不能只靠个人，而要靠众人的合力。现代企业十分重视团队精神，重视员工之间的合作和企业的凝聚力。只有在一个优秀的团队中，个人才会得到充分发挥并发展。具有团队精神，在团队中明确自己的位置，处理好同团队其他成员的关系，是职业人的重要特征。

因此，中职生在校期间应积极参加各种活动，有意识地培养团队精神，在实践中提高自己的团队意识。

2. 成长导向向责任导向的转换　"学校人"的主要任务是汲取知识，德、智、体、美等全面发展，这是接受教育、储备知识、培养能力的成长过程。

"职业人"是以特定的身份去履行自己的职责，依靠自身的本领为社会服务，完成社会分工中应尽的职责。如果"职业人"没有按职业要求履行责任，则后果会影响比较大，小则给企业带来损失，大则危害社会。

中职生在校期间，应把每一项实验、实训当作真正的职业活动来完成，认真完成班级、学校交给的任务，有意识地培养自己的责任感。

🍵 案例分析

小丽的成功

案例：小丽是某职业学校的学生，毕业后在一家外贸公司工作，负责递交文件、打扫环境卫生、清理垃圾杂物等，工作琐碎且辛苦。不过她很感激老板并未因文凭低而拒绝她。在公司里，她总是尽心尽力，没有怨言。她全年上班从未迟到或早退，而且乐于助人，年年当选优秀员工。她还是公司环境的维护者。清理垃圾时，她坚持将垃圾分类，印错的纸张或是一些背面空白的废纸，她都会裁开分给同事做便条，其他废纸可以回收的就与废纸箱一并捆绑卖掉，将得到的钱捐给工会。

两年后，小丽靠自己的责任感，在那些高学历员工的羡慕眼光中被破格提拔为总务主任，进入公司中层主管的行列。

思考：小丽为什么能够在人才济济的单位从基层一跃进入管理岗位？

分析：小丽身上有责任感，把繁杂而琐碎的工作做好做细，勇于承担责任的人会被视为有能力的人，进而成为名副其实的企业"人才"。

3. 思维导向向行为导向的转换 "学校人"的学习活动以思维为主，主要特点是"想"。思维活动是用头脑去想、去记、去理解的活动。它主要表现在意识领域，允许"想"错。"职业人"的职业活动以行为为主，主要特点是"做"。有行为就有相应的结果，基本上不允许犯错误。

中职生应在学习理论和实际训练时，严格要求自己，养成不允许自己出错的习惯，特别要珍惜社会实践、实训实习的机会，为思维导向向行为导向的转换做好铺垫。

4. 智力导向向品德导向的转换 "学校人"以学习为主，智力高、学习好的学生往往是同学心目中的佼佼者。"职业人"以职业为主，企业效益的提高虽然也依靠员工的智力，但更需要员工对企业的忠诚。效益的提高主要依靠员工之间的相互合作，因此，企业十分重视"做人"和"做事"的关系。

中职生在校期间，不应重智育、轻德育，而应德智并重，在学习、生活上认真"做人"，为职业生涯的顺利起步做好准备。

二、做好适应社会、融入社会的准备

适应社会、融入社会的能力是我们在社会中生存必须具备的基本能力，也是我们职业生涯顺利发展的前提。如果缺乏这种能力，即使在其他方面具备非常优秀的技能，也会遭到社会和职场的排斥，无法获得施展抱负的空间。

（一）在适应社会、融入社会的过程中让职业生涯得到发展

一个人能否适应社会、融入社会，不但直接关系着求职就业的成功，而且决定着职业生涯能否顺利发展。适应社会、融入社会的能力即社会能力，强调的是在职业活动中对社会的适应性，是职业能力的重要组成部分。

中职生即将结束学生时代转而走向社会，要想生存，就要通过工作来获取报酬。如果社会能力强，可能很快就会被领导、同事所认可和接受；反之，就可能遭到排斥和拒绝。

社会能力在一定程度上反映的是做人的能力，社会能力的高低反映了从业情商水平的高低。人的一生可能多次变换职业，但在从事每一种职业时都离不开社会能力，职业生涯也会在社会能力提高的过程中得到发展。

⇄ **知识扩展**

职场发展注意事项

（1）为单位做出具体的贡献。

（2）一旦你对现在的工作驾轻就熟，就要申请新的任务或承担新的挑战，不断为自己设定新的目标。

（3）不要等别人对你的工作做出评价，主动找你的领导沟通，听取他对你如何改进工作的建议，要把它作为学习的机会。

（4）将你的成绩和进步记录下来，总结时就能一目了然。

（5）学习新知识，与现在的科技保持同步。

（6）多帮助他人，使你更受大家欢迎。

（7）创造良好的人际关系。

（8）拥有创业者的决心，选择挑战最大的岗位。

（9）愿意重新定位，考虑更远大的前景。

（二）中职生提高社会能力的基本途径

1. 在学习中训练提高　知识本身并不等同于能力，它是能力的基础，只有将知识运用于实践时才会成为能力。这个转化过程的完成需要训练。学校的实训、实践、实习等课程的安排，就是为使学生将知识转化为能力，其中也包括社会能力。中职生在校期间，应当积极主动地参与并完成各种课程和活动。只有这样，才能在将来的工作中表现出自己的能力。

2. 在日常生活中训练提高　社会能力的提高要靠日常生活中的训练。平时就要注意训练自己的言行举止，争取给人留下良好的第一印象。有的同学可能平时只顾学习，不愿意承担班级及学校的工作。其实承担各种工作都是提高组织能力和执行能力的一种途径。用人单位有时非常注重毕业生在校期间担任过的职务，借此来评估其团队精神、组织能力和执行能力。

3. 在社会实践中训练提高　虽然在学校的生活中可以训练自己的一些能力，但学校生活是有一定局限性的。学校的人际关系比较简单，遇到的问题和矛盾也比较简单。因此，只有在社会实践中才能真正提高自己的社会能力。中职生要积极主动地适应社会，在校期间要多参加各种社会实践，这样才有利于社会能力的快速提高。

三、掌握求职的基本方法

做事要讲究方法，掌握了行之有效的方法，就可以收到事半功倍的效果。求职也不例外，从开始求职到求职成功，每一步都有法可循。

（一）搜集和整理就职信息

信息是决策的重要依据，全面、准确的职业信息能够确保我们做出正确的职业选择。因此，我们要重视职业信息的搜集和整理。

1. 职业信息的搜集　一般来说，求职者搜集职业信息的途径主要有以下几种。

（1）从社会的劳动部门、人事部门、学校就业指导部门（如就业办）等获得相关信息。

（2）通过报纸、杂志、广播、电视等新闻媒体了解劳动力市场信息。

（3）通过亲戚、朋友、邻居、师长、校友及其他熟人获得信息。

（4）通过电话、信件或专门拜访用人单位获得信息。

（5）借助互联网查询相关信息。

⮂ **知识扩展**

职业信息的内容

一般来说，一条完整的职业信息包括以下内容。

（1）用人单位的基本情况，包括业务范围和内容、所在地区等。

（2）招聘岗位的工作内容，包括工作职责、工作时间、工作场所、工作环境等。

（3）用人单位的薪酬待遇，包括工资、奖金、津贴、福利、社会保险等。

（4）招聘条件，即用人单位对求职者的具体要求，包括学历、专业、职业资格、能力，以及心理素质、身体素质要求等。

（5）招聘数量与报名方法，包括用人单位有哪些岗位要招人，每种岗位招聘人员的数量，报名的时间、地点、方式，应准备哪些证件和材料等。

2. 职业信息的整理　在搜集到大量的职业信息之后，接下来要做的工作就是对搜集到的信息进行整理分析，找出有价值、可利用的信息，摒弃那些无用的信息，以及错误、虚假的信息。同时，在整理职业信息时，要避免偏听偏信，应认真考察信息来源的可靠性。

（二）了解求职途径

求职途径因人而异，我们一般可以通过以下几种途径进行求职。

1. 学校推荐　职业学校设有专门为学生提供就业指导的部门，负责毕业生的就业工作。就业指导部门的老师有比较丰富的就业指导知识，能够给我们提供针对性强、适配度高的职业信息。

2. 实习就业　职业学校一般都会组织毕业生到一些单位去实习。在实习期间，不少学生因为努力工作和认真学习而被用人单位选中。在中职生的择业过程中，这是一条"顺风直航"的就业途径。

3. 参加招聘会　当前，现场招聘会较多，这也是我们求职的重要途径之一。除了参加学校组织的校园招聘会外，还可以根据自身情况，有选择性地参加一些社会招聘会。

4. 网络求职 网络求职范围广，还具有无区域和时间限制，快捷、高效、省时省力、费用低等种种优势，这使得网络求职受到越来越多求职者和用人单位的青睐。

5. 利用社会关系 在现代社会，社会关系网对求职者来说，可能就是就业机会。父母、亲属往往能提供有用的职业信息，而且比较准确、可靠。此外，已毕业的师兄师姐和学校的专业课程老师也能够提供不少有用的职业信息。

（三）掌握笔试技巧

笔试是指用人单位为考查应试者是否具备招聘岗位所具备的知识和技能以书面形式进行的测试。许多用人单位都喜欢先对求职者进行笔试，以了解求职者的知识结构和工作能力。

参加笔试以前，要进行简单的复习。要知道，获取知识的过程是一个不断积累的过程，良好的笔试成绩来自于平时的积累。所以，在校期间刻苦学习相关知识，笔试时才会信心十足、得心应手。

笔试前要注意保持良好的身心状态。学会给自己减压，适当参加一些活动转移注意力，把自己从高度紧张的状态中解放出来。另外，还需要保证睡眠时间和睡眠质量，这样才能确保在笔试时有充沛的精力和良好的竞技状态。

（四）掌握面试技巧

面试是用人单位在规定的时间和空间内通过当面交流来考核应试者的一种招聘测试。要取得面试的成功，在面试的各个阶段都要集中精力，认真对待，力求表现自己的专业优势和综合素质。具体来说，应当注意以下几个方面。①面试前要想到各种细节，准备充分，给面试官留下良好的第一印象。②注意礼仪，展现个人风采。③自信自强，语言把握有度。④实事求是，不要弄虚作假。

PPT

第三节 创业是就业的重要形式

一、创业的重要意义

创业就是创办自己的事业。创业是利国、利他、利己的好事。对国家来说，个人自主创业，意味着减轻就业压力；创业在使自己拥有一份工作的同时，激励和开发了自己的潜能；同时创业还能为他人提供就业岗位，通过税收为国家增加财富。

（一）创业是提高个人素质的途径

创业，是一项比较艰辛和充满了挑战的活动，可能会遇到许多挫折和风险，但对于创业是提高个人素质的途径。对创业者来说，也是饱含着喜悦与憧憬、充满了振奋与激情的过程。创业是自我学习和探索的过程，是磨炼和提升的过程。创业也是发挥个人潜能的良好途径。创业成功，能给人带来信心，从中体验快乐与喜悦。即便创业一时失败，也会使人懂得很多道理，使性格在挫折中得到磨炼，变得坚强，还能够为职业生涯的进一步发展积累经验，为未来的成功奠定基础。

（二）创业促进职业生涯目标实现

每个人都在寻求达到自己职业生涯目标的道路。我们中职生走创业之路，有利于按照自己的意愿实现职业生涯目标。

创业者有着充分的自主性，可以按照自己的思路选择经营项目，按照自己的想法运作企业，从而成为自己事业的主人。创业者可以结合自己的兴趣、爱好设计职业生涯发展目标，如果创业成功，不但能获得一定的经济收益，还会向自己的职业生涯目标迈进一大步。即使创业失利，也会在创业过程中锻炼能力，磨炼意志，积累经验，为实现自己未来的职业生涯目标奠定基础。

（三）创业有利于社会的发展

创业不仅能充分展示一个人的价值，实现职业生涯质的飞跃，而且是全面建设小康社会的需要，是提高社会科技水平的需要，也是提高社会就业率的需要。

第一，创业有利于缓解和解决就业问题。现代经济是以现代化、高科技为主导的经济，高技术的发展必然会使企业降低成本、提高效率，中小企业随着社会需求的日益多样化会快速增加。在这样的大环境下，鼓励创业就成为解决就业问题的一种行之有效的办法，对缓解整个社会的就业压力起到一定作用。

第二，创业鼓励竞争，有利于社会资源更加合理地配置。从行业发展角度来讲，新创企业的加入和成功，会使行业竞争加剧，造成优胜劣汰的局面。而竞争的加剧，有利于经营良好的企业脱颖而出，从而有利于有限的社会资源得到合理配置，促进社会主义市场经济快速发展。

第三，创业伴随着创新，有利于推动科学技术的进步和社会生产力的发展。提高企业竞争力的关键之一就是技术创新，而创业往往伴随着创新。新技术、新方法对社会科技水平的提高有着不可替代的作用，而社会的发展也由于创新企业的成功而被注入了新的活力。

二、创业者应有的素质和能力

创业成功的必要条件之一就是会创业，这对创业者的素质和能力提出了较高的要求。创业能否取得成功受到创业者的内在因素和环境等外在因素的影响。不过，外部的创业环境作为外因，归根到底还是要通过我们自身的内因起作用，所以，真正起决定性作用的是创业者的创业意识、综合素质和应用能力等内在因素。

（一）创业意识

创业意识是创业成功的前提，是创业素质的重要组成部分。如果没有强烈的创业意识，就很难克服创业道路上的重重困难。成功往往属于有准备的人，创业的成功是思想上长期准备的结果，属于有创业意识的人。

创业意识主要包括三个方面。

一是创业动机。创业是一个艰难的过程，也是一项具有挑战性的工作。在创业的过程中必然会遇到数不尽的困难，没有强烈的创业动机，就没有对事业执着追求的精神，也就不会有创业的激情和热情，其创业的梦想只能是昙花一现，最终的结果只能是放弃。有强烈的创业动机，才能有执着的努力，才能不畏艰难，取得创业成功。

二是风险意识。创业是"从头做起"的工作，是有风险的，开始的时候不能保证结果一定成功。因此，要成为成功的创业者，必须要有风险意识。当然，为了提高创业的成功率，要进行全面的思考、正确的筹划和细致的准备。

三是责任观念。创业是我们为自己开创的有前途的事业，既然存在风险，就有可能付出一定的代价。因此，我们要有做事的责任意识。

要创业，还应当有吃苦耐劳、不怕挫折和敢于尝试的精神。

（二）综合素质

创业是一种开拓性的工作，对我们中职生来说，更是一个全新的领域。要成为一名成功的创业者，以下素质必须具备。

一是专业技术知识。内行创业会事半功倍。有创业意向的学生，要努力学好专业课程，目标明确地选修相关专业的课程，有意识地捕捉与创业有关的信息，还可以利用假期到企业进行亲身体验，在实践中锻炼自己。

二是经济法知识。国家针对社会经济活动制定了大量的法律、法规，这有利于规范社会经济行为，为企业提供公平竞争的环境。创业者必须具备有关的法律知识，为自己的创业提供有效保护。

三是经营管理知识。要创业，必须掌握一定的企业经营与管理知识。具体来说，这些知识包括需要什么样的技术和人才、需要多少资金，还包括在创业注册和经营活动中应当掌握和运用的产品质量、安全生产、环境保护、劳动合同等知识和法律、法规等。

四是创新思维。爱动脑筋，勇于探索，不拘泥于现成的东西，从不同的角度看问题、想问题。

五是眼界和悟性。这体现在创业者对市场的判断和经营决策的悟性上，主要了解所创之业的市场定位是什么，服务什么的问题。善于学习，勤于实践，对社会多观察，对市场多思考，这有利于提高自己的悟性。

（三）应用能力

创业者需要具备较强的应用能力。应用能力主要包括如下几个方面。

一是学习能力。创业者必须具备一定的学习能力，通过学习创业知识如法律知识、财务知识、市场知识等来完善自己的知识结构，以作出正确决策。

二是实践能力。创业过程是创业者将创业计划付诸实践的过程。在这一过程中，需要创业者具备一定的实践能力，不能眼高手低。我们中职生要通过进行有针对性的实践，从日常参加实习和各种活动入手，逐渐提高自身的实践能力。

三是管理能力。一般来说，管理能力包括计划能力、组织能力、领导能力、控制能力和协调能力等。创业者有效地运用管理技巧来增加对企业的掌控是必须的。另外，管理能力也不仅仅局限于对企业的管理，还包括对自身的管理。所以，提升管理能力，还可以避免成为一个失败的创业者。

四是协作能力。对创业者来说，要想创业成功，需要具备很强的协作能力，主要包括人际交往能力、谈判和营销能力、协调能力、团队合作能力等。光靠单打独斗，不仅无法创业，在职场上也寸步难行。

五是服务能力。要想在当今激烈的竞争中脱颖而出，必须树立以客户为导向的服务意识，具备不断提升自己的服务能力，以优质服务水平吸引客户，获得竞争优势。

三、中职生创业的优势

创业是一种主动性的就业方式，为了鼓励创业，国家和各地政府相继出台了一系列优惠政策，积极鼓励创业。而对于我们中职生来说，走创业之路具有独特的优势。近几年来，依靠自身优势，中职生创业成功的事例不胜枚举，他们在为社会做出贡献的同时也实现了自己的人生价值。

（一）年龄优势

我们中职生在毕业之时正青春，年轻就有梦想，年轻就有未来。因为年轻，未来的职业生涯道路还很长，对创业道路上的挫折承受力就强；因为年轻，精力充沛，乐于接受新事物，当今的信息时代正给了我们获取最新信息的良好条件。

（二）专业技能

中等职业学校不仅向学生传授专业知识，还十分重视专业技能的培养。我们在校期间接受了系统的专业知识和职业技能培训后，毕业时就具备了一技之长。我们的专业方向明确、具体，学习的课程既有专业性又面向某一职业群，就业的指向性强；同时中职专业学习又具有实践性，强调操作、上岗即可熟练操作。专业知识与技能对我们寻找创业项目、设计创业计划、实施创业活动、评估创业成效都很有帮助。

（三）实践经验

学校组织的社会实践、实训、实习等活动，为我们中职生更广泛地了解企业运作创造了条件。同时，我们还能利用社团活动和寒暑期的社会实践，通过参与提高自己的组织、协调能力。

（四）社会帮助

目前，国家大力提倡在中等职业学校中开展创业教育。为了鼓励我们中职生创业，国家还提供了相关创业资源，尤其是政策上的支持。

不仅如此，学校老师及家长也能为我们创业提供技术、资金、信息、设备、人脉等资源，并出谋划策。

四、在校期间的创业准备

中职生要想尽早实现创业，在校期间就要了解创业的各种知识，提前做好相应的准备。

（一）熟悉创业流程

熟悉创业流程是进行创业活动的基础。创业的基本流程包括进行市场调查、分析经营环境、确定具体目标、准备创业条件等。我们要了解每个环节的具体操作方法，以便在创业过程中顺利地实施，提高创业活动的效率。

（二）了解市场行情

了解市场行情就是要了解拟创业项目的经营管理特点、顾客需求的特点、行业的发展趋势等。了解市场行情既可为今后创业做铺垫，又是自己学习知识、提高能力的重要过程，是我们在校期间为未来创业做准备的重要手段。

（三）积累人脉资源

中职生在校期间，应有意识地与相关组织接触，并建立起联系；还注意维护师生、朋友、家庭、亲戚关系，这不仅可以加深双方的情感与友谊，也可为今后的创业打下人脉资源的基础。建立人脉资源是一个挖井的过程，付出的是一点点汗水，得到的将是未来的成功和财富。

（四）学习经营知识

如果打算在市场的浪潮中创业，就应该找时间看一些关于企业经营管理方面的书籍，最好能提前到相同或相关企业实习，从不同角度了解其管理方式。另外，也可以多阅读成功企业家的传记，从中学习他们的经营思想和经营策略。

（五）构思企划方案

中职生在校学习期间，可以开始考虑未来的创业，结合自己的职业生涯方向，构思创业的方向和具体方案，具体内容包括产品定位、目标市场等。在构思企划方案时，要注意小而精，不要贪大求全，要本着"他人不做，我做；他人没有，我有；他人做不到，我做得到"的思路去设计。

（六）进行创业体验

创业过程是一个亲身经历的实践过程，只有亲身体验了，才能有更深的了解和感悟。中职生在校学习期间，也可以进行创业体验，这时的创业体验会较好地为我们未来进行真正的创业积累经验。

中职生可以采取模拟创业或体验式创业的形式进行创业体验。模拟创业即由学生合作建立模拟企业，并模拟经营；体验式创业即利用学校的环境和条件，真正进行小规模创业的尝试，如在校园内外开设小花店、小书摊等。进行体验式创业，应争取得到学校和老师的支持。

目标检测答案

目标检测

1. 面对当前的就业形势，我们中职生应该树立什么样的就业观？

2. 结合我国当前的就业形势，想想这对你的就业有何影响？

3. 分析一下"学校人"与"职业人"角色转换的重点。

4. 找一找自己目前与职业人之间的差距。

5. 试述一下创业者应有的素质。

6. 你如果创业有哪些可挖掘的素质优势和资源？

书网融合……

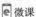
微课

本章小结

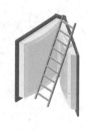

【学习目标】

1. **掌握** 职业生涯规划的管理方法，初步学会管理职业生涯规划。

2. **熟悉** 职业生涯规划的基础知识和常用方法，理解职业生涯规划在学生发展中作用，做好自己的职业生涯规划。

3. **了解** 调整职业生涯规划的必要性。

近几年，中职院校的毕业生就业率一直是社会关注的热点。据调查发现，高就业率是其主要表现特征，但其就业的稳定性、就业质量不高也是不争的事实。其主要原因是中职生在专业选择、就业定位和未来发展等方面普遍存在着较大的盲目性，很多学生对自己的未来职业缺少规划，不知道将来该做什么、要做什么。由此可见，做好职业生涯规划管理、调整与评价是十分必要的。

第一节 管理规划，夯实终身发展基础

PPT

案例分析

案例： 小吴是药品营销专业的学生，在学校里就养成了良好的学习习惯，平时非常注重对知识的收集整理，并能合理利用学习时间，达到较好的学习效果。毕业时她选择了某家药品营销公司的销售岗位作为自己求职的目标。为了顺利应聘，她决定利用招聘会前的一周时间，为那家公司拿出一份市场调研报告。在接下来的几天里，她对该公司所有的产品做了细致的市场调查，从市场份额、产品到竞争对手等各方面的情况都了解得清清楚楚，拿出了一份有分量的市场调研报告，最后在招聘会上击败了众多学历高于她的竞聘者，被公司录用。

思考： 1. 小吴的职业生涯发展与学生时代养成的学习习惯有什么关系？

2. 通过小吴的就业经历，给你的启示是什么？

分析： 小吴针对目标公司和岗位，结合自己的专业知识，给应聘单位提供了可行性知识型成果。用人单位最希望的就是招聘到的人能实实在在解决问题，对症下药，提出切实可行的解决方案，这样的人才最能获得应聘单位的认可。

对于中职生来说，除了科学合理地规划职业生涯发展的远期目标外，更应该关注阶段性目标。古人说："千里之行，始于足下"，只有从具体的一个个阶段目标出发，才能一步一个脚印地前进。

一、认真执行职业生涯规划的各项措施

（一）树立团队协作精神，规范自己的行为

团队协作精神是大局意识、协作精神和服务精神的集中体现。团队协作精神的基础是尊重个人的兴趣和成就，核心是协同合作，最高境界是全体成员的向心力、凝聚力，反映的是个体利益和整体利益的统一，并进而保证组织的高效率运转。团队协作精神的形成并不要求团队成员牺牲自我，而是展示个性、表现特长，保证了成员共同完成任务目标，明确共同协作意愿和协作方式，产生真正的内驱力。团队协作精神是组织文化的一部分，良好的管理可以通过合适的组织形态将每个人安排至合适的岗位，充分发挥集体的潜能。

因此，只有我们树立起良好的团队协作精神，才能充分发挥团队成员的主动性、积极性，挖掘自身的潜能，为自己的团体争光，成员与团队之间的吸引力和感召力相一致，从而增强团队成员的认同感、归属感和力量感。只有在这样的氛围中，我们才能更好地规范自己的行为，更好地执行自己的职业生涯规划。

（二）加强职业生涯规划管理

职业生涯规划管理是对规划的实行、组织、指挥、协调和控制，高效率地完成既定目标。

职业生涯管理分为个人的职业生涯管理和组织的职业生涯管理。个人的职业生涯管理是以实现个人发展的成就最大化为目的，通过对个人兴趣、能力和个人发展目标的有效管理来实现个人的发展愿望。组织职业生涯管理是以提高企业人力资源质量，发挥人力资源管理效率为目的，它是通过个人发展愿望与组织发展需求的紧密结合来实现企业的发展。

对于中职生来说，"实行"是指学生时代发展规划的落实，"组织"是指以各种具体行动来推进规划的实施；"指挥"是指按规划部署执行进度，并及时激励自己，强化必胜的信念；"协调"是指处理好与同学、集体和社会的关系，从而形成良好的发展环境；"控制"是指掌控自己的时间，监督自己的活动，制约和矫正自己的行为。加强职业生涯规划的管理就是要从这五个方面来落实，高效率地完成自己制定的发展目标，为职业生涯发展打好基础。

管理是一种能力。学会管理自己，是能够管理他人的基础。管理能力是种与职业生涯发展密切相关的能力，对创业而言尤其重要。

职业生涯规划的目的是帮助个人达成其每一阶段职业生涯发展任务，并为下一个

阶段发展作好预先的规划和准备。管理职业生涯规划具体表现为：一是找到适合自己的工作，找工作最重要的就是要人岗匹配，适合自己；二是制定出今后各个阶段的发展平台，以求得职业发展，并且拿出"攻占"各个平台的计划和措施。所以，树立职业理想，将职业生涯规划做到实处、做到规范、做到坚持，实现目标规划才能真正将理想变成现实。

二、定期检查职业生涯规划执行实效

（一）勤于自我检查，强化时间观念

中职在校生应做好职业生涯规划，准确定位职业方向，重新认识自身的价值并使其增值，从而发现新的职业机遇，增强现有的职业竞争力，才能逐渐接近自己的职业发展目标。这可以拆分成以下几个要点。

一是充分、客观的自我认知是选择职业的依据。对自己进行全面认识和剖析，主要包括对个人的需求、能力、兴趣、性格、气质等的分析，了解自己具备哪些能力，明确自己有哪些优势、不足和局限之处，还要了解自己是怎样的人，希望自己未来成为怎样的人，以确定什么样的职业比较适合自己。自我分析要客观冷静，既要看到自己的优点，又要面对自己的缺点，只有这样才能避免规划中的盲目性，从而有效地促进职业发展。

二是评估各种环境因素对自己职业生涯发展的影响。主要对期望进入的行业和职业要有清晰认识，分析期望进入行业的发展趋势和变化，期望从事职业对自己的要求，自己在这个环境中的地位，以及环境对自己的有利条件与不利条件等。只有对这些环境因素充分了解，才能做到在复杂的环境中避害趋利，使职业生涯规划具有实际意义。

三是确立目标。确立目标是制定职业生涯规划的关键。要在立足现实、慎重选择、全面考虑的基础上制定既具有现实性又具有前瞻性的长期目标，并进行目标的分解，制定中期和更具体的短期目标。职业目标需要个人经过长期艰苦努力、不懈奋斗才有可能实现。

四是实施职业生涯规划，落实行为措施，实现职业生涯目标。没有目标的行动，就不能完成目标，也就谈不上事业的成功。行为措施是指落实目标的具体措施，主要包括工作、实践、轮岗等多方面的措施。例如，为达成目标，在工作方面，你计划采取什么措施提高你的工作效率；在业务素质方面，你计划如何提高你的业务能力；在潜能开发方面，你计划采取什么措施开发你的潜能；……这都要有具体的计划与明确的措施，并且这些计划要详细具体，以便于定时检查。

（二）善于请人督促，检查职业生涯规划执行实效

缺乏自我约束是制约学生实现职业生涯规划的障碍，只有置身于集体环境中，依

靠集体、借助他人，才能有效克服惰性，少走弯路，提高认识。我们请老师督促自己，及时发现自己的不足；请身边的同学监督自己，通过互相提醒达到双赢的目的。因此，"善于请人督促"是加强职业生涯规划管理的重点内容。

可以采用"定、查、评、清"的处理方法让职业生涯规划更具有时效性。"定"指的是定阶段性目标；"查"指的是依据集体的制度规定监督检查目标实现情况；"评"指的是对目标的可行性、落实措施的实效性定时进行小组评议；"清"指的是强化时间观念，做到日事日毕、日事日清。

三、珍惜在校生活，奠定发展基础

国家经过 40 多年的改革开放，中国社会发生了巨变。职业的数量和种类都发生了巨大的变化。1999 年，当时的劳动和社会保障部与其他部委发布了《中华人民共和国职业分类大典》，里面将中国职业归为 8 个大类、66 个中类、413 个小类、1838 个细类（职业）。2015 年新修订的大典再次向社会公布，新的大典将职业分为 8 个大类、75 个中类、434 个小类、1481 个职业。与 99 版相比，维持 8 个大类，增加 9 个中类和 21 个小类，减少 547 个职业。

到今天，又有一批新的职业出现在社会上，并吸引不少人去从业。职业每天都在变化，有时会新增，但有时也会消亡。因此，中职生要做到知行合一，树立终身学习的理念。在校期间就养成自学的好习惯，珍惜在校的学习生活，充分利用好每一天，不断学习新的知识和技能，努力实现既定目标，为职业生涯的可持续发展奠定基础，努力实现高素质、实用型、技能型的人才目标，在激烈的市场竞争和不断加快的职业演变中生存与发展。

第二节　调整规划，适应发展条件变化

PPT

📖 案例分析

案例：2016 年小丽初中毕业顺利地考上了当地一所卫生学校，成为医学康复专业的学生。到学校学习半年后，她发现自己对护理专业越来越感兴趣，每次看到学校护理专业的礼仪表演和技能展示总是让她心动和羡慕不已，后来得知中职康复专业没有办法考取执业护士证书，她非常沮丧。为解开心结，她求助学校的职业生涯规划指导教师。在进行各项分析后，在老师的指导下她做了职业生涯规划，改学了护理专业。改专业后她十分刻苦，努力培养自己的职业素养和专业技能，很快在同学中脱颖而出，成为护理专业的佼佼者，还代表学校参加省级职业院校护理技能大赛，并获得了二等奖。小丽庆幸及时调整了自己职业生涯规划，她坚信她会是好护士，她的理想是将来成为护士长，用自己的一技之长为患者解除痛苦帮助他们快速康复。

思考：如果你是小丽会怎么做呢？

分析： 新时代的青年要树立远大理想，热爱祖国，担当时代责任，要勇于砥砺奋斗，练就过硬本领，锤炼品德修养。在思想上要自觉树立和践行社会主义核心价值观，从自身提升道德修养。在工作中要快速接收新生事物，增强学习紧迫感，不断学习，努力掌握科学文化知识和专业技能，努力提高人文素养，在学习中增长知识，锤炼品格，增长才干，练就本领，以真才实学服务患者。

一、调整职业生涯规划的必要性

（一）应对外部条件变化的需要

中等职业学校毕业生持续保持较高的就业率，反映了我国经济社会发展对中等职业教育培养人才的强劲需求。一方面，由于产业结构的调整，产生了对专业人才的新的类别需求、层次需求和数量需求，如医疗卫生行业、计算机应用与软件技术等不少行业都出现了人才紧缺的情况；另一方面，在劳动力市场上用工单位需要的大量技术人员短缺，出现了"技工荒"。中职毕业生之所以深受用人单位欢迎，其中主要的因素还在于中职毕业生可塑性大，敬业精神较强，能把所学专业随时应用于实践。因此就业市场需求的变化可能导致首次就业岗位与自己规划的发展目标差距过大。其他的变化，大多发生在职业生涯开始以后，大致有以下五类：一是经济形势、产业结构的调整；二是行业发展趋势变化和技术、工艺更新；三是从业者所处的组织环境，即所在单位的人际关系发生变化；四是因用人单位需要，产生了岗位、职务的变迁；五是新的发展机遇出现。

中职生要发挥主观能动性，在校期间制定自己的人生职业生涯规划，充分合理地安排自己的工作学习计划，为将来顺利就业打下坚实基础。同时，规划必须有稳定性，以确定的目标和措施约束自己的行为。规划又必须有灵活性，与时俱进地根据外部条件的变化调整发展目标和措施。在职业生涯规划实施过程中，从业者要审时度势，处理好严肃性、灵活性之间的关系。

（二）适应自身条件变化的需要

作为新时代的青年人，我们在三年的中职学习和生活中逐步成熟，自我约束能力也有明显的增强，生活的自主能力也有了进一步提高，并且对人生观、价值观、世界观都有了更深的认识，文化素养、行为习惯、知识技能、阅历等很多方面发生着变化，这些变化直接影响阶段目标甚至长远目标的调整。

随着人生发展到不同阶段，我们应经常分析追求的目标及其价值，分析面临的变化。许多不成功的职业生涯规划，往往源于对外界和自身变化的忽视。职业生涯规划调整的实质，在于通过对以往成长经验的反思，审视自身情况的变化，主动适应外部条件的变化。

⇄ 知识扩展

职业定位

职业定位，就是清晰地明确一个人在职业上的发展方向，它是人在整个生涯发展历程中的战略性问题也是根本性问题。具体而言，从长远上看是找准一个人的职业类别，就阶段性而言是明确所处阶段的对应的行业和职能，就是说在职场中自己应该处于什么样的位置。职业定位有三层含义：一是确定自己你是谁，你适合做什么工作；二是告诉别人你是谁，你擅长做什么工作；三是根据自己的爱好、特长、能力以及个性将自己放在一个合适的工作（生活）的岗位上。在对自我有了比较清晰的评价和对就业环境有了全面的把握的基础上，选择的这些职业必须是符合自己的价值观、职业兴趣、需要和能力，同时也必须是符合客观就业环境。

二、调整职业生涯规划的时机

（一）毕业前夕的调整

就业不应只是在中专学生毕业前夕才大呼"狼来了"的一项工作，而被动地进入社会。应该以社会需要的高素质人才为出发点，利用好毕业前夕，调整职业生涯规划，根据实训中和求职过程中的体验，依据就业市场供需实际，对职业生涯规划进行调整。这次调整，既可着重于近期目标和其他阶段目标的调整，也可以对长远目标进行调整。在这个时期，中职生常会感到在入学时所定的职业生涯规划与实际有距离，甚至相差甚远。主要原因有三个：一是在进行职业生涯规划时，对就业市场了解不够；二是环境和自身条件都有了比较大的变化；三是还没完成从"学校人"到"职业人"的转换。如果是前两个原因，应依据实际认真调整职业生涯规划。如果是第三个原因，说明规划并没有脱离实际，而是自己没能及时完成角色转变，应该加快适应社会的步伐，等完成角色转变后再考虑是否调整规划。

（二）从业初期的调整

最近几年，由于我国经济高速发展，生活水平逐渐提高，各种网络招聘信息蜂拥而至，很多企业都打出"高薪招聘""工作很轻松""工资福利好"等广告信息来吸引应聘者。刚工作的青年人，阅历不深，对比目前工作，很容易经受不住诱惑离职去新岗位。除非有特殊机遇，初入工作岗位的第一年，一般不要轻易调换工作。作为职场新人来说，最重要的是能够快速适应职场生活，熟悉职场中的工作流程，而不是因为一点点困难或是物质诱惑就要调换工作。因为此时尚未完全从学生角色中转变过来，在就业难的现实条件下必须珍惜已得到的就业机会。在初入职场、适应社会的这一年中，应该为自己的职业生涯发展积累难以替代的经验。

调整职业生涯规划的另一个最佳时期，是工作 3~5 年时。在这期间需要我们做到：一是分析目前自己的主要优势与劣势。对于已经有工作经验的人，具有一定的成长和进步，认真分析自己的优势和劣势，找到自己的定位。二是利用好机遇和平台。要寻找更适合、更好的机会，抓住锻炼的机遇不断丰富自己的阅历，不断扩充自己的视野，为后期的职业规划调整做好准备。三是塑造自己的形象。好的形象会为自己加分，自己的个人形象更需要重新塑造，根据自己所倾向的职业岗位做好调整。四是调整好自己的心态和情绪。重新调整职业生涯规划，也要调整好自己的心态和情绪，要保持平和和积极的心态，保持空杯、敬畏心理，来迎接新的职业生涯。

在从业初期调整职业生涯规划的原因主要有四个：一是初次择业时，难以找到十分适合自己的职业，就业市场供求变化为自己重新择业提供了可能；二是经过一段时间的实践，发现自己确实不适合现在的工作，很难按照现在岗位对从业者的要求调整自己；三是有了从业经历，对社会、对人生有了更深刻的认识，职业价值观有所调整，对职业生涯发展目标有了新的追求；四是发展的外部条件有了重大变化。

职业生涯规划需要不断审视内、外变化，以此为据调整自己的前进步伐。我们既是目标的确定者，也是规划的主人，应该根据现实和变化及时调整、完善自己的规划，让它更符合自己的理想，更具有现实性、可操作性。

三、调整职业生涯规划的方法

(一) 自我剖析和评估

进行职业生涯规划的第一步是对自己形成一个全面深刻的认识，也就是进行自我剖析与评估。可以从以下几个方面进行。

一是明确价值观。价值观是人们判断事物是否具有满足自身需要特性时所持的基本观点。价值观指导着人们对各种可能的职业道路的选择。在对各种可供选择的职业道路进行选择之前，首先要依据个体自身的价值观对这些职业进行价值评估与判断，然后才能选出最符合自己需要的职业道路。

二是了解自我需要。需要是个体对内在环境和外部生活条件较为稳定的需求，是驱使个体进行职业规划，坚持职业道路，实现职业理想的内部动力源泉。中职生初次进行职业生涯规划时，强调先分析发展条件，后确定发展目标，以避免涉世不深的青年人"眼高手低"。而对于那些已有实训经历、求职实践或从业实践的青年人来说，进行职业生涯规划调整时重新剖析自身条件，是为了检验初定目标是否符合实际。

三是对自己的职业能力进行客观的评价。能力是职业规划和职业选择必须首先考虑的因素。这不仅包括自己的专业能力，也包括其他方面的能力和特长，如技能操作方面的能力、人际交往和沟通方面的能力、语言表达能力等，这些都是在进行职业规划和职业选择时必须认真考虑的因素。

(二) 发展机遇重新评估

中职生要实现自己的职业理想，在进行职业生涯规划时，必须与时俱进，在不断学习提高的同时，还要根据职业发展的动态，适当调整职业发展方向。在认为原目标不再适合、对新目标已有初步想法的前提下调整职业生涯规划。调整职业生涯规划时的发展机遇重新评估，是通过"什么可以干?"的自我审视，是对就业环境进行再分析，评估自己职业生涯的机遇和阻碍状况。

如果中职生初次进行职业生涯规划时，对发展机遇的分析，大多依靠间接获得的资料，那么在调整职业生涯规划时的发展机遇重新评估，不但已掌握了许多第一手资料，而且已经有了亲身感受。其特点是指向性明确，围绕新的初选目标实现的可能性，进行外部环境的分析。自我条件重新剖析和发展机遇重新评估，是在原有发展条件分析的基础上进行的，方法和材料都有基础，针对性更强。

（三）发展目标修正和措施修订

1. 职业生涯目标修正　职业生涯目标修正是通过"我为什么干?"的自我审视，在自我条件重新剖析和发展机遇重新评估的基础上，对新目标初步想法的确认，对长远目标、近期目标进行调整。

对职业生涯目标的修正，更侧重于目标的价值取向的修正。已有实践经历的中职生与在校生相比，发展目标的价值取向不再是虚拟的、理论的，而是实在的、务实的。这对于修正职业生涯发展目标或阶段目标十分有益。在取得求职或从业实践经验的基础上，对原有的价值取向进行深刻的反思，是职业生涯目标修正的重要保证。

选择更适合自己的发展方向和发展目标，是调整职业生涯规划的关键。只有在求职或从业实践中得到感悟，才能使职业生涯规划更加符合自身实际。

2. 职业发展措施修订　职业发展措施修订是通过"干得怎么样?"和"应该怎么干?"的自我审视，根据修正后的长远目标和阶段目标，制定新的自我发展措施。

反思原规划中发展措施的针对性、实效性，回顾原规划中发展措施的落实情况，有利于新措施的制定和落实。

影响职业生涯规划变化的因素很多，有的变化因素是可以预测的，而有的变化因素难以预测。要使职业生涯规划行之有效，就须不断地对职业生涯规划进行评估、修正，及时调整原定的生涯规划。

第三节　科学评价职业生涯发展

PPT

案例分析

案例: 张华在大学学的是财会专业，在一个招聘会摊位前，他看中了一家国内著名的太阳能热水器代理公司提供的职位——营销员，但公司要求应聘者是市场营销专业毕业。张华决定碰碰运气。他问招聘人员公司为何只招聘市场营销专业的学生。招聘人员告诉他，公司要扩大业务，需要有市场开拓能力的学生。张华随即表示自己具备市场开拓能力，并列举了自己曾在某电动车厂实习时，参与开拓市场并取得不俗成绩的经历。张华的自我介绍和专业水准使招聘人员对他很满意。最后他顺利通过了面试，谋到了这个理想的职位。

思考：张华成功的关键是什么？

分析：在应聘过程中，很多应届大学毕业生一看到和自己专业不对口的工作，往往望而却步。在观念开放、人才流动频繁的现代社会，跨行求职已不是什么新鲜事，就业的压力迫使越来越多的中专生选择了跨专业求职，从事与自己所学专业不相关的工作。

一、评价职业生涯成功的不同价值取向

（一）不同价值取向对职业生涯成功的理解不同

每个人都有自己不同的价值取向，相对应的就是每个人自身的特点。价值取向决定了一个人对事物的看法，简而言之，就是自己最在意什么？最想要什么？不同的价值观决定了个人对职业生涯成功的不同标准。比如有的人价值取向就是提升社会地位，得到社会认同，对工作的完成和挑战成功感到满足，这样的价值取向就是管理取向型。而有的人在工作中能有弹性，可以充分掌握自己的时间和行为，自由度高，这就是独立取向型。表5-1所列是不同职业生涯类型成功的标准对应的价值取向和其特点。中职生可以根据表5-1中所示来对应自己的价值取向。

表5-1 不同职业生涯类型成功的标准和不同的价值取向

价值取向	特点	成功标准
专业技术取向	这类人不愿意与人打交道，而是愿意应用并不断提高自己的专业技术水平，借此来提高自我价值，不愿意转为纯粹的管理人员	专业技术成功
管理取向	这类人愿意与人打交道，想通过提高自己的人际沟通、分析问题等管理能力来适应上司的要求，从而提高自己在组织中的地位	取得社会地位和认同
组织地域取向	这类人只愿意服务于自己喜欢的特定组织，或只愿意就职于特定的城市或地区	喜欢在特定的组织和地区
独立取向	这类人不愿意受制于人和制度，因而喜欢自己创业开办公司或从事咨询等自由职业	创业成功或职业独立

（二）在职业的工作岗位上有满足感和成就感

个人通过自己的努力，在职业工作岗位上尽心尽职，做出突出的业绩和贡献，得到行业专家和同事的一致认可和好评，有自我满足感和成就感，这可以认为是一种职业的成功。每个人对成功的标准不一样，但对于广大的即将走向工作岗位的毕业生来说，职业的成功是从职业生涯规划开始，通过对自己的清醒认识，不断努力提高自己的工作技能，最终实现自己的职业目标，就是一种快乐的职业体验。

对职业生涯成功重心的不同追求，是人们选择和发展职业时所围绕的中心，是个

人能力、动机、需要、价值观和态度等因素相互作用和整合的结果。在职业生涯发展过程中，应该不断审视自我，逐步明确个人的需要与追求，明确自己的优势所在及今后发展的重点，并且针对自己对职业生涯成功的追求，自觉改善、增强和发展自身的能力，找到自己的职业定位。

二、评价职业生涯发展的要素

（一）多维度判断职业规划

职业规划既要考虑外部因素，如就业环境、家庭状况、自身发展情况等，又要考虑内部因素，如能力、专业知识、爱好、性格等。根据外部因素来确定一个合适的支点，如果知识、经验及能力储备丰厚，可通过发展支点或快乐支点来规划自己的职业生涯，在职场选择有潜力的职业或感兴趣的职业；如果初入职场，可通过生存支点来规划自己的职业生涯，从一些简单的职业做起，等待对职业熟练后再重新规划职业生涯。

从个人角度看，因为每个人的职业价值取向不同，对职业生涯成功的追求不同，所以对自己职业生涯发展评价的要素也有区别。然而，作为一个职业人、社会人，在评价自己的职业生涯发展是否成功时，只从自己个人的角度，单凭个人的追求，就做出成功与否的判断，至少是片面、不准确的。

对职业生涯发展的评价，必须综合考虑个人、家庭、企业、社会等各方面的因素，而这几方面对职业生涯发展的评价标准有差异。按照人际关系范围，可以把职业生涯发展的评价标准分为自我评价、家庭评价、企业评价和社会评价四类。如果一个人的职业生涯发展，能在这四类评价中都得到肯定，则其职业生涯或者这一阶段的职业生涯才是成功的。

（二）做合格现代职业人

社会主义核心价值观体现了中华民族传统道德与现代文明的整体要求，是一个现代职业人应该具备的基本道德素养。中等职业院校肩负培养高素质、技术技能型现代职业人才的重任，作为新时代的青年人必须成为具有社会主义核心价值观和符合社会需要的合格现代职业人。换言之，即个人职业生涯发展的阶段成果或最终成效，是否符合全面建成小康社会的需要，是否符合中华民族伟大复兴的需要。

三、评价自己的职业生涯规划

（一）评价职业生涯规划的目的

评价职业生涯规划的目的，在于自己职业生涯规划的可行性，是否起到发展自己的激励作用，为自己的职业生涯发展服务。我们在评价自己的职业生涯规划时，要抓住职业生涯规划的灵魂——发展，始终围绕规划能否促进个人提高，进而为实现自己的职业生涯目标服务。

我们在评价自己的职业生涯规划时，要始终围绕规划能否促进职业生涯的可持续发展进行。具体操作时，要从以下两方面把握。

（1）现实性　主要考量近期目标、长远目标是否适合自己，制定的措施能否落实，能否让自己不断品尝成功的喜悦。职业生涯规划必须可操作，有实现的可能。

（2）激励性　主要考量阶段目标、长远目标和发展措施能否不断激励自己奋力拼搏、奋发向上，能否督促自己珍惜时间、养成良好习惯，能否不断提升实现发展目标的信心。

（二）评价职业生涯规划的方法和形式

规划职业生涯的目的是为了督促自己发展，引导自己获得职业生涯成功。一般采用以下两个方法评价自己的规划。

（1）按职业生涯规划的设计过程，即按发展条件、发展目标、发展台阶、发展措施四个环节的顺序，审视各环节的现实性，重点思考长远目标的依据和可行性、激励性。

（2）重点检查近期目标与发展条件的匹配程度，以及近期目标的成功概率和实现近期目标措施的操作性。即检查与职业生涯发展的职业准备期、职业选择期、职业适应期有关的目标、措施的现实性、激励性。

对职业生涯规划做出评价，主要有自我评价、集体评价和教师评价三种形式。其中自我评价是评价职业生涯规划的基础，除了按上述方法整体审视、重点检查规划的内容以外，还要回顾自己在学习"职业生涯规划"课程和编制自己的职业生涯规划的过程中，有哪些提高和欠缺，要通过自我评价再次认识自我、激励自我。

集体评价是完善职业生涯规划的保证。在进行小组或班级评价时，一方面，被评价者要鼓励同学积极评论，认真倾听同学们的建议；另一方面，评价者在评价别人的职业生涯规划时，既要积极提出修改建议，更要发现、肯定这位同学在学习职业生涯规划课程的过程中所取得的进步。集体评价的过程，是互相帮助、互相激励的过程。

教师评价是再次修订职业生涯规划的导向。不用过分看重得到的分数或等级，而应该重视老师对规划本身的修改建议，重视老师对我们在规划自己的过程中取得进步的评语。

目标检测

目标检测答案

一、选择题

1. 下列对加强职业生涯规划管理的论述错误的是

　　A. 对规划的"实行"是指学生时代发展规划的落实

　　B. 对规划的"组织"是指以各种具体行动来推进规划的实施

　　C. 对规划的"指挥"是指按规划部署执行进度，并及时激励自己，强化必胜的信念

D. 对规划的"协调"是指要协调好近期目标与长远目标的关系，协调好发展目标与措施的关系

2. 定期检查职业生涯规划执行时需要做到两个方面

A. 做到既扬长补短又目标明确

B. 坚持长远目标和近期目标相结合

C. 勤于自我检查和善于请人督促

D. 走"近细远粗"的思路和"弥补差距"的思路

3. 1999 年，当时的劳动和社会保障部与其他部委发布了《中华人民共和国职业分类大典》，里面将中国职业归为 8 个大类、66 个中类、413 个小类、1838 个细类（职业）。2015 年新修订的大典再次向社会公布，新的大典将职业分为 8 个大类、75 个中类、434 个小类、1481 个职业。与 99 版相比，维持 8 个大类、增加 9 个中类和 21 个小类，减少 547 个职业。到今天，又有一批新的职业出现在社会上，并吸引不少人去从业。职业每天都在变化，有时会新增，但有时也会消亡。以下叙述正确的是

A. 中职生要做到知行合一，树立终身学习的理念。在校期间就养成自学的好习惯，为职业生涯的可持续发展奠定基础，以成为高素质、实用型、技能型人才为目标

B. 随着经济社会发展和科技进步，一个人一生只从事一种专业的可能性越来越小了

C. 人类的职业演变在 21 世纪要比 20 世纪快好多

D. 人类的职业演变在 21 世纪将会是我们现在难以想象的

4. 中职生职业生涯开始后，外部条件会发生很大变化，下列不属于这类变化的是

A. 从业者所处的组织环境，即所在单位的人际关系发生变化

B. 国家、地方和外资对本行业及相关行业的投资动向

C. 经济形势、产业结构的调整

D. 因用人单位需要，产生了岗位、职务的变迁

5. 在毕业前夕，中职生常会感到在入学时所定的职业生涯规划与实际有距离，甚至相差甚远。下面不能作为原因的是

A. 在进行职业生涯规划时，对就业市场了解不够

B. 环境和本人都有了比较大的变化

C. 职业生涯规划的期望值过高，定位不够准确，不符合自身实际

D. 自己还没有完成从"学校人"到"职业人"的转换

6. 在从业初期调整职业生涯规划的原因主要有

A. 初次择业时，难以找到十分合适自己的职业，就业市场供求关系变化为自己重新择业提供了可能

B. 经过一段时间的实践，发现自己确实不适合现在的工作，很难按照现在岗位对从业者的要求调整自己

C. 有了从业经历，对社会、对人生有了更深刻的认识，职业价值观有所调整，对职业生涯发展目标有了新的追求

D. 自己在岗位上很难处理好与主管、同事的人际关系

7. 歌德说："你若要喜爱你自己的价值，你就得给世界创造价值。"从职业生涯规划的角度对这句话理解最恰当的一项是

A. 每个人的职业价值取向不同，对职业生涯成功的追求不同

B. 每个人的职业价值取向不同，所以对自己职业生涯发展评价的要素也有区别

C. 职业生涯发展的评价标准是有差异的

D. 作为一个职业人、社会人，在评价自己的职业生涯发展是否成功时，要综合考虑各方面的因素，应该学会处理好它们之间的辩证关系

8. 不同的价值取向对职业生涯成功的理解有所不同，下列哪一项不属于价值取向

A. 专业技术取向   B. 管理取向

C. 组织部门取向   D. 独立取向

9. 进行职业生涯规划的第一步是对自己形成一个全面深刻的认识，也就是进行自我剖析与评估。以下各项中不属于的是

A. 明确价值观

B. 了解自我需要

C. 对自己的职业能力进行客观的评价

D. 对国家就业情况进行深入研究

10. 关于团队协作，理解不正确的是

A. 团队协作精神的基础是尊重个人的兴趣和成就

B. 团队协作的核心是协同合作

C. 团队协作的最高境界是无条件地服从上级领导，核心成员起主要作用

D. 团队协作反映的是个体利益和整体利益的统一，并进而保证组织的高效率运转

二、问答题

1. 管理职业生涯规划具体表现为哪些方面？

2. 进行职业生涯规划的第一步是对自己形成一个全面深刻的认识，也就是进行自我剖析与评估，应从哪几方面进行？

书网融合……

微课   本章小结

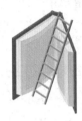

第六章　迈进行业大门

【学习目标】

1. **掌握**　做好顶岗实习的准备工作；做好面试的准备工作；面试礼仪。

2. **熟悉**　顶岗实习的相关纪律及权益保护；面试的内容。

3. **了解**　顶岗实习的含义与作用；面试的类型与注意事项。

第一节　做好顶岗实习准备

PPT

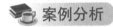 **案例分析**

小李的实习准备

案例： 小李是一名英语专业的学生，还有两个月就实习了。他很珍惜这次的机会，同时也有一些担忧。对于他来说，这既是一次难得的机会，也是一次严峻的挑战。实习让他有机会站在讲台上，为以后的工作提供宝贵的经验，但同时也肩负着相应的使命和责任。

小李准备严格要求自己，使自己具备教师应有的专业素养和专业能力。利用这个假期制定了一些计划。

首先，做好心理上的准备。全身心投入到教师这个角色中，转换自己的学生身份。明确身份将会对实习工作有很大帮助，可以帮助自己尽快地融入到教师这个职业当中，更好地与家长沟通。

其次，提高自己的专业知识，让学生信服。利用假期尽可能多读、多看一些英语书籍和电影，练习自己的口语能力。熟悉教材，充分把握课本内容，提前准备课程。像熟悉的老师请教，分享他们的教学经验，请教他们如何管理学生。在网上找一些教学视频，认真学习。找到初中年级的学生，和他们交流沟通，以减少顶岗实习中与学生的摩擦。

最后，学习如何树立一个良好的教师形象。从语言、仪态、着装等方面进行改变，即改变自己的学生作风，向教师转变。

总之，只有过硬的专业技能才会使教学进程进行顺利，才能更好体现教师的价值。

思考： 小李在顶岗实习前都做了哪些准备？给你的启示是什么？

分析： 在校期间我们应该努力学习文化知识与技能，了解职业岗位需要哪些职业技能，根据需求提升自己。为今后的实习打下坚实的基础，顺利地完成实习工作。

一、顶岗实习的含义与作用

1. 顶岗实习的含义 顶岗实习是《国务院关于大力发展职业教育的决定》中的"2＋1"教育模式，也就是在校学习2年，第3年到专业相应对口的指定单位实习。顶岗实习是在2006年5月实施的一种新型教育实习模式，是由河北师范大学率先实施的。但是，许多的学生并不了解顶岗实习，处于一种茫然的状态。

顶岗实习是指学校基本完成教学内容，学生学完文化知识和专业技能后，到专业对口的单位直接参与工作的过程，运用本专业的知识和技能，来完成一定的工作任务，并进一步掌握操作技能，了解相关工作的基本内容，养成正确的工作态度的一种实践性教学形式。

顶岗实习不同于普通实习实训，顶岗实习需要实习者履行所在岗位的全部职责。顶岗实习一般安排在在校学习的最后一年，这是符合教育规律的。学生在校学完理论知识后，顶岗实习才会有意义。如果学校为了安排顶岗实习而压缩必要的课程，必然会影响前期知识的储备。一个对岗位了解甚少的学生，不仅很难适应实习岗位，而且有可能因为缺乏理论知识而危及自身安全或他人人身安全。实习单位自然是不愿意接收这样的实习生。学校应遵从教育规律，完成相关的教学内容。学生在校期间，应认真学习理论知识，为顶岗实习做好充足的准备。

学校在组织学生顶岗实习时，必须按照专业对口的原则。如果学生去一些专业不对口的单位，那么学生就变成了廉价劳动力。不但不能达到实践性教学的目的，还会使学生失去实习兴趣，影响对本专业相关职业的正确认知，甚至对本职工作失去兴趣。

2. 顶岗实习的作用 顶岗实习就是把学生安排到相应的单位，进行劳动锻炼。"顶岗"是指担当起本职工作，独立完成工作，获取相应的报酬，并负相应的责任与义务。这个过程对于毫无经验的中职生而言，会有很大的作用。

第一，顶岗实习可以转变我们的思想观念。在校期间我们是一名学生，主要任务就是学习，人际关系也是比较简单的。在顶岗实习期间我们是一名职员，主要任务是工作，人际关系也要相对复杂。这就要求中职生要从学生生活、学习中转换到现实社会中去。中职生要想融入到现实社会中，就必须适应社会的要求。要想适应社会的要求，我们就要在思想观念上适应社会。了解社会对中职生的要求，特别是要了解中职生需要具备哪些职业素养，以便弥补自己的不足。

第二，顶岗实习可以增强我们的岗位意识。作为一名刚毕业的中职生，在毕业后走向工作岗位，大多数都是在一线的岗位，都要从基层做起，这是毕业生必走之路。每一个岗位都有它的作用，都是为社会服务。我们要有"干一行，爱一行，专一行"的岗位责任和职业品质。用人单位也是非常注重这种品质的。我们要想成功，这种职业品质是必不可少的。要想增强岗位责任感，就必须在工作岗位上脚踏实地的工作。无论给我们分配什么工作，都要不怕苦、不怕累、兢兢业业地去做。千万不要有眼高手低、怨天尤人、不负责任的思想，要坚信是金子总会发光的。只有这样，才能增强责任感，培养岗位意识。这些都是现在社会对中职生的基本要求。

第三，顶岗实习可以积累社会经验。社会经验也是工作经验。有无工作经验是许多用人单位的基本要求，作为一名刚毕业的中职生，工作经验必然是匮乏的。这时，如果能拿出一份顶岗实习的合格证，并讲述自己的工作经验和优秀表现，无疑是给自己加分。因此，我们在顶岗实习时，一定要通过实践来培养和提高自己的工作能力，增强自己的沟通和适应能力，为自己今后的工作打下基础。

对于中职生而言，如果能顺利完成顶岗实习，对今后的职业生涯无疑是有百利而无一害的，所以我们应认真完成顶岗实习。

二、做好顶岗实习的准备

1. 角色转换的准备　对于中职生来说，顶岗实习就是离开学校，走向社会的开始。学校与职场之间有很大的差别，不但环境不同，任务不同，而且人与人之间的关系也不相同。所以，我们应该做好角色转变的准备，从以下三方面入手。

（1）做好思想准备。思想引导行动。同学们应该充分地认识到顶岗实习的目的、任务以及对个人成长的作用。通过实习得到的经验与教训对同学们以后的学习、工作以及生活都有着不可估量的作用。如果你满怀热情、全身心地投入到实习当中，必将得到丰厚的回报。相反，如果在实习中敷衍了事、得过且过，终将错失良机、悔恨终身。

（2）做好心理准备。顶岗实习是职业生涯的起跑线，为我们敞开了社会的大门。同学们要做好充分的心理准备，克服恐惧胆怯、盲目乐观、敷衍了事、不负责任、好高骛远、怨天尤人等心理。我们应该端正思想，迎接挑战，不畏惧困难。珍惜这次机会，提高自己的才干。

（3）做好知识技能的储备。这就要求中职生，在校期间多多地储备知识、练习技能，为顶岗实习打下坚实的基础。了解相关岗位的职业素养，从而弥补自己的不足之处。

顶岗实习的各项准备都是很重要的。为了能顺利地完成顶岗实习，我们一定要做好充足的准备。

如果我们能更快地适应角色转换，那么就能尽快地融入到岗位之中。接下来我们了解一下需要角色转换的四个方面，应给予重视。

第一，责任意识的转换。在学校期间，学生的主要任务是学习文化知识，是接受教育、储备知识、培养能力的过程。而在顶岗实习中，学生则变成了职员，以特定的身份履行自己的责任。履行职业责任是非常关键的。责任心强不强是用人单位考核的重点内容。所以，责任意识的转变是角色转变的基础。为了能顺利地完成转换，我们在学生时代，就应该认真地完成老师、学校交给的任务，有意识地培养自己的责任感。顶岗实习时，我们应尽快地熟悉环境，找准定位，克服不良心理，进一步强化责任感。

第二，团队精神的转换。学校的人际关系比较单一，主要面对的就是同学和老师。学校的主要任务是学习，而学习任务的完成都是由个人完成的，涉及不到团队合作。而进入到顶岗实习阶段，人际关系相对复杂。你会发现一项工作的顺利完成并不是一己之力可以达到的，会涉及到多个成员甚至是多个部门，这就需要团队精神。在团队中明确自己的位置，处理好与其他成员的关系。只有融入到集体中去，才能得到更好的发展。在学生时代，我们应融入集体，积极参加集体活动。在集体活动中有意识地培养自己的团队意识。在顶岗实习阶段，要尽快地熟悉团队的特点，使自己尽快进入角色。

第三，行为导向的转换。学生时代，我们的学习活动主要是用大脑去想、去记、去理解。主要是在意识领域活动，基本不会有严重性和危害性的后果。顶岗实习阶段主要是以行动为主，一旦犯错将带来不良的后果，所以基本上是不允许犯错误的。所以在校期间，应该在学习知识和实操训练时，养成不允许自己出错的习惯和精益求精的作风。在顶岗实习阶段，尽快了解行为规范，准确地完成每一个动作，以不允许自己出现任何差错的标准来完成每一项任务，尽快使自己融入到工作中。

第四，品德导向的转变。在学生时代，以学习为主，学习好、智力高的人是人们心中的佼佼者。然而，道德品质是用人单位最看重的职业素养。所以，在学习、生活中要重视自己的道德修养，学会做人。在顶岗实习时，要珍惜此次实习机会，了解行业道德标准，以此规范自己的行为。

如果我们能迅速做好角色的转换，将有利于迈好职业生涯的第一步。

2. 融入社会的准备 要想融入社会，首先我们必须了解社会。我们可以通过网络，多浏览一些社会新闻。很多人利用网络只看自己感兴趣的东西，我们完全可以通过各种资讯多看一些实事新闻，从而了解当今的社会发展变化、发展趋势，以便更好地融入社会。其次，不断积累知识、更新知识、扩大知识面，以便更好地融入社会。

当中职生结束了学生时代走入社会，要想生存，必须融入社会。要想顶岗实习顺利完成、职业生涯持续发展，也必须融入社会。如果社会能力强，很快就会获得领导和同事的认可；相反，就会遭到排斥。社会能力包括交往、沟通、合作、谈判、组织、执行和抗挫折等多方面能力。

中职生可以通过在学习中训练社会能力。在校期间我们学习到了许多的知识，将知识运用于实践就会变成了能力，这个转化是需要训练才能完成。学校组织安排的一些实践类课程就可以将知识转换成能力，我们应该积极地参加。遇到不懂的知识可以向老师和同学请教。同学之间多来往、多合作，与老师勤沟通，这些都可以提高社会能力。

提高社会能力也可在日常生活中训练，我们可以通过注意穿着得体、举止大方、口齿清晰、神态自然、遇到事情不急不躁，争取给他人留下良好的第一印象。多参加学校活动，承担班级工作，这些都是提高社会能力的好机会。

三、顶岗实习的纪律与学生的权益保护

1. 顶岗实习的纪律要求 学生在顶岗实习期间，既是学校的学生又是单位的员工。因此顶岗实习的学生应遵守以下纪律。

（1）遵守国家法律，不得加入传销组织和其他的非法活动。遵守法律是我国每个公民应尽的社会责任，不论是学生还是员工都应该遵守国家法律。只有遵守法律才能维护社会秩序，才能保护公民的合法权益。参加非法活动必然会危害国家利益和他人的合法权益，最终必将受到法律的制裁。

（2）实习学生应遵守学校的实习要求和实习单位的规章制度、实习纪律及实习协议。对违反规章制度、实习纪律以及实习协议的学生，进行批评教育。学生违规情节严重的，经双方研究后，由学校给予纪律处分；给实习单位造成财产损失的，应当依法予以赔偿。

（3）自行选择顶岗实习单位的学生，需要本人提出申请，经学校同意，才可以去单位实习。对自行选择顶岗实习单位的学生，实习单位应安排专门人员指导学生实习，学生所在学校要安排实习指导教师跟踪了解实习情况。

（4）自行选择顶岗实习单位的学生应在实习前将实习协议提交所在学校，未满18周岁学生还需要提交监护人签字的知情同意书。

（5）实习单位会对实习学生进行安全防护知识、岗位操作规程教育和培训并进行考核。未经教育培训和未通过考核的学生不得参加实习。

（6）学校组织学生到外地实习，应当安排学生统一住宿。学生申请在统一安排的宿舍以外住宿的，须经学生监护人签字同意，由职业学校备案后方可办理。

（7）实习学生应爱护实习单位设施设备，完成规定的实习任务，撰写实习日志，并在实习结束时提交实习报告。顶岗实习的考核结果记入实习学生学业成绩，考核结果分优秀、良好、合格和不合格四个等次，考核合格以上等次的学生获得学分，并纳入学籍档案。实习考核不合格者，不予毕业。

顶岗实习期间，同学们需遵守以上的纪律，以便顺利完成实习，成功而顺利地完成迈向社会的第一步。为今后的职业生涯，打下坚实的基础。

2. 顶岗实习期间学生的权益保护 由于顶岗实习生与用人单位之间没有建立法律上的劳务关系，因此有一些用人单位为了降低成本，大量地使用学生顶岗劳动，导致实习学生工作时间长、加班多、工资低，与此同时，在发生人身伤害时，由于没有法律依据，劳动部门在处理时无所适从，这些都严重地损害了实习生的合法权益。

由教育部、财政部、人力资源社会保障部、国家安全监管总局、中国保监会研究制定了《职业学校学生实习管理规定》，于 2016 年 4 月 11 日颁布实施。此规定对实习中的学生权益保护提出了以下明确要求。

（1）顶岗实习生比例要求。实习单位应当合理确定顶岗实习学生占在岗人数的比

例。顶岗实习学生的人数不超过实习单位在岗职工总数的 10%，在具体岗位顶岗实习的学生人数不高于同类岗位在岗职工总人数的 20%。

（2）实习期限的要求。学生在实习单位的实习时间根据专业人才培养方案确定。顶岗实习一般为 6 个月至一年。支持鼓励职业学校和实习单位合作探索工学交替、多学期、分段式等多种形式的实践性教学改革。

（3）学生参加顶岗实习前，职业学校、实习单位、学生三方应签订实习协议。协议文本由当事方各执一份。未按规定签订实习协议的，不得安排学生实习。

（4）规定中所禁止行为：不得安排、接收一年级在校学生顶岗实习；不得安排未满 16 周岁的学生顶岗实习；不得安排未成年学生从事《未成年工特殊保护规定》中禁忌从事的劳动；不得安排实习的女学生从事《女职工劳动保护特别规定》中禁忌从事的劳动；不得安排学生到酒吧、夜总会、歌厅、洗浴中心等营业性娱乐场所实习；不得通过中介机构或有偿代理组织安排和管理学生实习工作。除相关专业和实习岗位有特殊要求，并报上级主管部门备案的实习安排外，顶岗实习期间，实习单位应遵守国家关于工作时间和休息休假的规定，并不得安排学生加班和夜班；不得安排学生在法定节假日实习；不得安排学生从事高空、井下、放射性、有毒、易燃易爆以及其他具有较高安全风险的实习。不得向学生收取实习押金、顶岗实习报酬提成、管理费或者其他形式的实习费用，不得扣押学生的居民身份证，不得要求学生提供担保或者以其他名义收取学生财物。

（5）实习报酬要求。接收学生顶岗实习的实习单位，应参考本单位相同岗位的报酬标准和顶岗实习学生的工作量、工作强度、工作时间等因素，合理确定顶岗实习报酬，原则上不低于本单位相同岗位试用期工资标准的 80%，并按照实习协议约定，以货币形式及时、足额支付给学生。

（6）建立实习强制保险制度。职业学校和实习单位应根据国家有关规定，为实习学生投保实习责任保险。责任保险范围应覆盖实习活动的全过程，包括学生实习期间遭受意外事故及由于被保险人疏忽或过失导致的学生人身伤亡，被保险人依法应承担的责任，以及相关法律费用等。

顶岗实习期间，我们可以根据《职业学校学生实习管理规定》来维护自己的合法权益，以保障自己的实习得以顺利地完成。

第二节　面试过程与礼仪

PPT

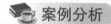 案例分析

案例： 许多年前，有一位知名企业的总经理，想要招聘一名助理。这对于刚毕业的学生来说是一个非常好的机会，所以一时间应征者云集。经过严格的筛选，总经理最终挑中了一个毫无经验的青年。副总经理对于他的决定有些不理解于是问他："为什么选择那位青年人？他既没有任何人的推荐而且也毫无经验。"总经理回答道："的确

他没带来介绍信，刚刚从大学毕业一点经验也没有，但他有更可贵的东西。他进来的时候在门口蹭掉了脚下带的土，进门后又随手关上了门，这说明他做事小心仔细。当看到那位身体上有些残疾的面试者时，他立即起身让座表明他心地善良、体贴别人。"总经理顿了顿接着说："面试之前我在地板上扔了张纸，其他所有人都从纸上迈了过去。而这个青年却把它捡起来了，并放到垃圾桶里。当我和他交谈时，我发现他衣着整齐，指甲干净。我觉得这些细节就是最好的介绍信。这些修养是一个人最重要的形象。"

思考：青年人为什么会应聘上助理一职？给你的启示是什么？

分析：面试时，应注意细节。勿以善小而不为，勿以恶小而为之。细小的事情更能体现求职者的道德修养。良好的道德修养，是用人单位所需要的。

一、面试的类型与内容

1. 面试的类型　面试即当面考试，给招聘双方提供了双向交流的机会。通过面与面的交流，既为招聘单位提供多角度观察应聘者的机会，可以了解应聘者的经历、知识、技能和能力等；又给应聘者提供了解用人单位的基本情况以及工作信息的机会，从而招聘双方可以做出更准确的决定。

面试并不是单一的形式，可分为不同的类型，主要类型有以下几种。

（1）结构化面试与非结构化面试。

结构化面试是有一定标准的面试，根据具体职位特征的要求，用人单位事先设计出一套问题及相关流程。在面试时，主考官会依照事先设计好的问题以及流程进行逐项提问，对各项的评判也是按事先设计好的评价标准和评价方法来定。通过双方交流，评价应聘者是否符合岗位的要求。结构化面试是一种比较规范的面试形式，标准程度高，可靠性也比较高。

非结构化面试是指面试之前并未设定相关的问题与流程。主考官所提的问题都是根据自己的兴趣和想了解的内容所提出的，也没有固定的程序。这种面试给了双方很大的自由空间，比较简单灵活。主考官可以提出各式各样的问题，双方通过交流，尽可能地了解应聘者的真实情况以及是否适合岗位需求。

⇄ **知识扩展**

半结构化面试

除了结构化面试和非结构化面试之外，还有半结构化面试。

半结构化面试是由结构化面试和非结构化面试相结合的面试。是指在面试前设计好一些问题的基础上，在面试时再随机地提出一些问题。它结合了两者的优点，把结构性和灵活性有机地结合起来。避免单一结构的不足，可以更深刻地了解应聘者。

（2）无领导小组面试。无领导小组面试是一种集体面试方法。通常是由多个应聘者组成的一个临时的工作小组，共同讨论一个需要解决的问题。这个问题一般情况下是应聘岗位上的实际问题，具有很强的可操作性。由于小组是临时组成的，考官不会指明负责人，也不会分配任务，同时也不参加提问或者讨论，只通过观察、倾听，为应聘者进行评分。其目的就是考察求职者的各种能力。

（3）情景面试。情景面试是引入了无领导小组讨论的模式。招聘单位根据求职者应聘的职位虚拟一个工作环境，让求职者进入工作角色，针对公文处理、案例分析、演讲、答辩等工作场景发挥，从而测试应聘者的能力。这种面试方式能使应聘者的能力得到全面的展现，以便于主考官对应聘者素质做出全面准确的分析。

（4）电话面试。电话面试是用人单位通过打电话的形式来了解求职者的基本状况，了解应聘者能否与他人很好的沟通、工作经历以及语言表达能力等。有的电话面试后可能就直接录用了，有的电话面试只是首轮面试，电话面试之后还需要现场面试。

⇄ **知识扩展**

视频面试

还有一种面试的形式是视频面试。

视频面试是这几年广泛应用的面试类型。稳定的网络信号和安静的环境是必不可少的条件。在这种面试中，要注意面部表情，认真聆听面试官的问题，回答时尽量简明扼要。

（5）压力面试。压力面试是指主考官有意制造紧张气氛，以了解求职者如何面对压力。主考官通常会提出一系列生硬、不礼貌的问题。一个问题接着一个问题的发问，不仅详细，而且刨根问底，让人感到不适，以便从中看出破绽，然后再针对破绽提问，看应试者能做出什么反应，其主要目的就是观察应试者的心理素质、应变能力以及人事关系的能力。

2. 面试的内容　面试是用人单位挑选员工的主要方式。在众多的应试者中，是通过什么样的标准挑选出符合工作岗位的员工呢？一般面试时主要考察以下几方面内容。

（1）仪表风度。是指应试者的体貌特征、行为举止以及精神状态等。对于应试者来说，第一印象是非常重要的。所以我们应该做到衣着整洁、举止文明、谈吐文雅，只有这样才能给考官留下良好的印象。

（2）专业知识。了解应试者对专业知识的掌握程度，是否符合职位要求。面试对专业知识的考察更具有深度，通常所提的问题都是应聘职位上需要解决的问题，更贴近空缺岗位对专业知识的要求。

（3）工作实践经验。一般就是根据应试者提供的求职材料，作出有关工作经历的提问。主要查询应试者的有关背景以及过去的实习情况、工作情况，以证实具有实践经验。通过对实践经验的了解，以考察应试者具有哪些职业素质。

（4）语言表达能力。观察应试者是否能将自己的思想、观点、意见或建议等表达得清楚、明白。主要考察语言表达的逻辑性、准确性以及是否具有感染力等。

（5）综合分析能力。考察应试者是否能通过分析抓住考官所提出问题的本质，并且能条理清晰、分析全面地表达出来。

（6）反应与应变能力。考察应试者对突发事件和意外事件的处理情况。主要考察是否迅速、得当、机智、敏捷等。

（7）人际交往能力。考官通过询问应试者经常参加哪些活动，喜欢和什么人打交道，在各种社交场合扮演什么角色等问题来了解应聘者人际交往能力。

（8）自控能力。当遇到领导指责时或者工作压力大时，是否能克制、容忍、理智地对待而不影响工作。

（9）工作态度。考官通常会了解应试者过去的学习、工作的态度以及对所应聘职位的态度。

（10）上进心。考察应聘者是否有目标、不安于现状、能出色地完成任务。招聘单位都愿意招聘有上进心的人，有上进心的人会对招聘单位发展起到推动作用。

（11）求职动机。了解应试者为什么希望来到本单位，工作中追求的是什么，对哪类工作感兴趣等。以此判断本单位是否能满足应聘者的需求。

（12）业余爱好。了解应试者休闲时喜欢做什么、看什么书、看什么电视节目等。了解一个人的业余爱好，对录入后的工作安排有参考作用。

二、面试的准备与面试时的注意事项

1. 面试的准备　俗话说"不打无准备之仗"，对于面试，我们也应该是这样的。在面试之前，我们要做好充足的准备，因为充足的准备是面试成功的前提条件。

（1）做好心理准备。心理准备是面试的重要环节，克服不了心理障碍，最终会导致面试的失败。所以我们必须做好充分的心理准备。首先，克服自卑的心理。我们要坚信自己并不比别人差，别人能做到的我们同样可以做到，要有信心。其次，克服紧张的心理。面试时，大多数人都会紧张，这是面试时最大的心理障碍。紧张时，我们深呼吸，尽量使自己平复下来，不要把成败看得太重要，以平常心去面对。

（2）信息的收集。在面试之前，我们要收集大量信息，要知道"知己知彼，百战不殆"的道理。首先我们应该收集招聘单位和应聘岗位的信息。在面试前尽可能深入地了解招聘单位的基本情况。比如：经营管理、发展前景、工作条件，还有对应聘者知识、技能等方面的要求以及员工的福利报酬、晋升机会等。岗位信息主要就是了解所在岗位的工作职责，需要哪些职业技能，自己能否胜任以及今后努力的方向。其次，了解面试的时间。可以向应聘单位询问面试时间，会让对方觉得你对面试很上心。了解时间后，可以做充分的准备。这些信息的收集，可以通过向用人单位直接询问，也可以向亲朋好友打听或通过网络、传播媒体等来了解。

（3）面试资料的准备。准备好自己的自荐材料，包括毕业证书、职业资格证书、获奖证书、身份证、自荐信、学校推荐表等资料。

（4）自我介绍的准备。面试的第一个问题通常都是"请做一下自我介绍"，通过自我介绍，可以更好地展示自己的才华和能力，即包括语言表达能力、应变能力和岗位胜任能力等。自我介绍能让面试官更好地了解我们的基本信息。

2. 面试的注意事项　在求职面试中，没人能保证不犯错。下面是一些面试中容易出现的错误，希望同学们引以为戒。

（1）情绪失控。情绪失控是面试之大忌，如果面试中出现了这样的考生，肯定不会被录用的。一个连自己情绪都控制不好的人，上级主管如何能放心地把工作交给他。所以，同学们一定要学会控制自己的情绪。

（2）说谎。在面试中，考生不可自作聪明，说谎、伪造经历来欺骗考官。有的学生为了给考官留下一个好的印象，在自我介绍中夸大其词谈自己的成绩如何优秀，但在具体的成绩介绍中又闪烁其词。这样考官肯定不认可，最后贴上一个不诚信的标签。结果便可想而知了，一个用人单位怎么会用一个不诚信之人呢。面试中一定要实事求是，不可吹得天花乱坠，要突出长处。

（3）真话全讲。诚信固然是很重要的，但也不是让考生主动暴露自己的弱点，面试中，把自己的劣势全部说出来，无疑是给自己下套。在面试中，不具有优势的、不具竞争力的、敏感的话题都不要涉及。

（4）随意打断他人发言。随意打断他人讲话，是非常没有礼貌的，会给人一种不懂谦让、没有素质的印象，肯定是会被扣分的。如果我们非常想表达自己的观点，可以在他人表达完之后再表达自己的观点。如果是在集体面试中，我们可以在他人说话的空隙或者间断时及时地介入，获得发言的机会。

（5）喋喋不休。面试是有时间限制的，要在规定的时间内表达自己的想法。有的考生追求内容的完美，导致内容太过丰富而耽误时间。就会给考官留下没有重点、条理不清的印象。在面试中，要观点鲜明，适当的论证，把问题讲得清楚明白即可。

（6）不看考官。说话看着对方是一种基本的礼貌。有的考生看天花板、墙角等，这都是不礼貌的。与考官除了有语言的交流，还应该有眼神的交流。眼神的交流可以传递出细微的感情，可以传递出用语言无法表达的信息。

（7）声如蚊蝇。考生的声音小，考官根本听不清你在说什么，就会给人一种胆小、懦弱、不自信的印象，自然就会减分。所以在回答问题时声音应洪亮，但也不要特意喊，这会给考官很不自然的感觉。说话语速、语调要适中，要抑扬顿挫，让考官听出重点。

三、面试礼仪

面试礼仪是很重要的，它反映出一个人的综合素质，而且有助于面试的成功。

1. 仪表礼仪　求职者在面试时，应根据应聘的职位特点来穿着打扮。饱满的精神状态和得体的衣着打扮会给人以良好而深刻的印象。

（1）得体的仪容。仪容包括须发、妆容和饰物。首先是须发。头发要干净、自然、整洁，给人干净利落的感觉。男生不可留长发、扎小辫、烫发。女生不宜有太时髦的发型，端庄大方的发型即可。男性的胡须必须剃干净。其次是妆容。女性化妆应以淡妆为主，不宜浓妆艳抹。眼线、口红的颜色不宜太深，粉底不宜过厚。男生不宜化妆。最后是饰物。面试时，最好不要带任何的饰物。

（2）得体的仪态。仪态是指人的容貌、举止、风度等。文雅的言行举止蕴含着人生的修养。所以必须注重自己的言行举止，言语行为都要符合自己的身份和所处的环境。得体的仪态和优雅的举止往往更容易得到考官的青睐。

（3）得体的服饰。面试是一种正式场合，穿着不能过于随便。男生不宜穿休闲服装，应穿深色西服佩戴领带。深色西服给人一种稳重、踏实的感觉。价格不用太贵，但一定要熨平整。女生不宜穿短裙、低领上衣、紧身衣裤等服装。最好穿套裙或者有袖的连衣裙、职业套装。选择服饰时要符合自己的年龄、身份、气质等条件，要选择整洁、美丽、大方、高雅的服饰。

2. 入座礼仪 入座时要轻缓，不要发出任何的声音。身体不要随意扭动，双手自然放下，不要有多余的动作，双腿不可抖动。不同性别，在坐姿上也是有不同的要求的。男生就座时，后背挺直，双脚踏地，双腿自然打开，与肩同宽，双手自然放在腿上。不可跷二郎腿、抖腿等。女生就座时，后背挺直，头部端正，双腿并拢然后适当倾斜，保证优雅、大方即可。在坐椅子时，无论男女，切记不要坐满，不要靠背。

3. 交谈礼仪 交谈是面试的主要形式，通过交谈，可以更好地展示自己的才能，是面试成功的必要条件。在面试交谈中，我们要注意以下几点礼仪。

（1）自信热情。交谈中，要让考官感受到你对所应聘职位的热情，并且感受到你有信心做好这份工作，以便受到考官的青睐。

（2）谨慎周全。在回答考官的问题时，对自己要讲的话多加思索，想好了再说。切忌信口开河、答非所问。

（3）眼神交流。当考官向你提问或介绍情况时，眼睛应注视对方表示你在认真地倾听。如果是两个以上的人，在回答谁的问题时，目光就转向谁。直视双眼、赞许地点头，都是专注倾听的重要表现。

（4）镇定自若。回答问题时要从容镇定、有问必答。即使有的问题答不上来也不要紧，先说自己知道，然后再如实地和考官说明情况。在真诚这一面可能会给考官留下好的印象。人人都会有自己不了解的知识，如实地回答并不会影响面试的结果。切忌胡编乱造，不懂装懂。

4. 告别礼仪 面试结束时，考生自然站起，保持微笑，并向主考官表示感谢。在离开办公室时先开门，然后转身向主考官鞠躬，再次表示感谢。然后轻轻地关上门。不管结果怎样都应向主考官表示感谢。

除了以上几点礼仪之外，我们还应该注意几点：首先就是要守时，提前20至30分钟到达面试地点。守时是最基本的职业道德。其次，进入面试单位时，不要大声喧哗。在等待面试时不要来回走动，显得急躁不安。最后，进入面试室时，一定要敲门，即使门是开的也必须敲门。

目标检测

目标检测答案

一、选择题

1. 在校期间要多储备知识、练习技能，为顶岗实习打下坚实的基础，这是做好（　　）
   A. 思想准备
   B. 心理准备
   C. 知识技能准备
   D. 社会准备

2. 由教育部、财政部、人力资源社会保障部、国家安全监管总局、中国保监会研究制定了《职业学校学生实习管理规定》，于（　　）颁布实施
   A. 2015 年 4 月 11 日
   B. 2015 年 6 月 11 日
   C. 2016 年 6 月 11 日
   D. 2016 年 4 月 11 日

3. 顶岗实习学生的人数不超过实习单位在岗职工总数的（　　）
   A. 10%
   B. 15%
   C. 20%
   D. 25%

4. 顶岗实习实训时间一般为（　　）
   A. 三个月
   B. 半年至一年
   C. 一年
   D. 一年半

5. 顶岗实习的报酬原则上不低于本单位相同岗位试用期工资标准的（　　）
   A. 60%
   B. 70%
   C. 80%
   D. 90%

6. 保障未成年人的合法权益，不得安排未满（　　）周岁的学生顶岗实习
   A. 14
   B. 16
   C. 17
   D. 18

二、问答题

1. 顶岗实习有哪些作用？
2. 角色转换有哪几个方面？
3. 面试有几种类型？
4. 面试需要做好哪些准备？

书网融合……

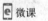

微课　　　本章小结

第七章 在行业中学习

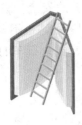

【学习目标】

    1. 掌握 顶岗实习中的安全及顶岗实习中的问题；顶岗实习中安全的重要性。

    2. 熟悉 企业喜欢的员工类型；安全责任教育。

    3. 了解 顶岗实习初期的过渡。

    同学们，顶岗实习是大家盼望已久的事情，医学事业前景无限美好，你们即将步入社会舞台，离开亲爱的老师和同学，开始社会实践，所以要加强自身修养，自尊、自信、自强，为实习做好充分准备，实现自己的人生理想。

第一节　顶岗实习中的安全

PPT

案例分析

    案例：2004 年 4 月的一个下午，正值交通高峰，车水马龙。一个十六岁的女学生从东平行路的一个胡同口突然出来，头也不抬就横穿马路。当时车速不快，但司机紧急刹车也来不及了，女孩被撞到车下。

    思考：女学生发生交通事故的原因是什么？给你什么启示？

    分析：没有遵守交通规则。遵守交通规则是公民的义务，遵守交通规则也是珍惜自己的生命。不要与机动车抢道，坚持"宁停三分，不抢一秒"。注意两灯：车头转向灯，车尾转向灯。哪边灯亮，车向哪边转弯。车尾双灯同时亮说明刹车了。此刻你如果骑自行车，也应紧急刹车或绕行，否则就会撞上。在城市过街要走天桥、地下通道或人行横道。千万不要翻越路间的栏杆或隔离带。闯红灯实际上是侵犯了机动车的正常行驶权。侵权就有可能付出代价甚至是生命。

    顶岗实习，是按照专业人才培养方案的总体要求，结合顶岗实习单位和实习生自身的实际情况，由学校组织安排，或由实习生自主选择，在与学生所学专业相关领域的一些岗位进行的见习和实习。顶岗实习不仅可以帮助学生提前获取一定的工作经历和体验，提升学生的专业知识和技能水平，同时也促进了学校教学质量的提高。

    作为提供实习岗位的单位，通过接纳中职学生实习，不仅可以克服人力资源紧张的困难，也是一个挑选优秀后备人才的好机会。顶岗实习对于学生、用人单位、学校而言可谓是一个三方共赢的举措。但部分学校对顶岗实习的安全教育存在不到位的现象，学生安全难以保证。虽然每所学校在顶岗实习前或实习的过程中都给学生购买了短期的人身意外保险，但仍然缺乏具体的安全防范措施。学校、实习单位和学生在一定程度上忽视了实习中可能会发生的一些安全隐患，缺乏相关应对的措施。大多数学校对学生的安全教育只是停留在为学生开办各种安全讲座的层面。而没有根据实习的具体情况提出针对性的指导意见和措施。学校安排的实习指导老师往往由于师资配备不足，也会出现安全监管效率不高的现象；在实习单位层面，对学生实习期间的安全教育工作也不够到位，实习期间的行业指导老师大多数也只是关心工作上的安全。除此之外其他安全涉之甚少；而在学生个人层面，对自身需要注意的安全问题关注也不多，如在交通安全上，实习中有的学生乘坐公共交通工具、也有自己骑电动车或自行车的、也有一起拼车等方式去实习单位实习的，每天的交通安全令人堪忧。

一、顶岗实习安全教育责任书

为确保学生在顶岗实习期间能够安全顺利地完成实习任务，并顺利返校，各学校应在顶岗实习工作开展前，加强对学生的安全责任教育，使学生明白顶岗实习期间的有关安全问题。下列内容是针对学生顶岗实习中的相关环节提出的安全教育内容。

（一）岗位安全

1. 明确实习任务，遵守操作规程　注意保密工作，严格遵守医院、药厂等单位的劳动纪律、操作纪律、工作纪律。严格执行交接班制度、巡回检查制度等。

2. 实习的效果很大程度上取决于每个学生的实习态度　学生应在短时间内与自己的实习指导教师建立起良好的师生关系。工作中要积极主动，遵守纪律，服从实习指导教师的工作安排，对重大问题应事先向实习指导教师反映，共同协商解决，学生不得擅自处理。要认真执行《岗位安全操作细则》，防止锐器扎伤、割伤、刀伤、碰伤、棒伤、砸伤、烫伤、踩踏跌倒等人身事故和设备事故的发生。

3. 严格遵守操作规程，注意安全　工作中绝不允许违规操作，对有危险的物品，如：氧气、酒精、相关药物、传染病患者用过的针头、紫外线灯等，要牢记相关注意事项，杜绝安全隐患，做到保护好自己。

4. 医疗设备开机前，必须全面检查设备有无异常　对转动设备，应确认无卡死现象、安全保护设施完好、无缺相漏电等，并确认无人在设备作业方能启动运转。启动后如发现异常应立即检查原因，及时反映，在紧急情况下，应按有关规程采取果断措施或立即停止。

5. 严格遵守特种设备管理制度，禁止无证操作　在带教老师指导下正确使用特种设备，开机时必须注意检查，发现不安全因素应立即停止使用并挂上故障牌。

6. 按章操作　发现隐患应及时处理并上报。

（二）顶岗实习要求

1. 积极参加医院、科室的政治及业务学习和有关的活动，不断提高政治思想觉悟及专业能力。

2. 要爱护患者，做到关心体贴、耐心细致，树立良好的医德医风。认真负责、勤勤恳恳为患者服务。遇有问题应及时汇报，防止差错，杜绝医疗事故的发生。

3. 要尊重指导教师和用人单位的工作人员，做到谦虚谨慎、勤学好问、刻苦钻研，通过理论联系实践，学习培养目标所要求掌握的知识、技能，并能运用于实际。

4. 关心集体，与其他院校进修人员、实习生搞好团结，爱护公物，节约水电及物品、器材等。不要擅自操作贵重仪器。损坏器材应及时报告，按规定进行赔偿。

5. 遵守医院各项规章制度和劳动纪律，要提前上班，按时下班，不得随意离开工作岗位或调换实习科室，不得私自窜班，否则停止实习。如因病假、事假不能实习，需按学校、医院规定办理请假手续。

（三）人身和财产安全

1. 要有防护意识，保持良好的防护习惯。

2. 用法律维护自己的人身财产安全。对正在进行的行凶、杀人、抢劫、强奸、绑架以及其他严重危及自身安全的暴力犯罪行为，可采取必要的防卫措施。

3. 发生案件、发现危险要快速、准确、实事求是地报警求助。

4. 留心观察身边的人和事，及时规避可能针对自己的侵害。注意防火、防盗、防交通意外事故。

5. 预防不法侵害危及的人身安全。

（四）防盗窃

1. 出租屋或者宿舍防盗措施。锁好门、关好窗；不要留宿外来人员；注意形迹可疑人员；宿舍内不放大量现金；贵重物品不要放在明处；安装防盗门窗；及时修复损坏的防盗设施；保管好自己的钥匙；选址安全，谨慎交友。

2. 现金防盗措施。现金存入银行；日常生活费用贴身携带。

3. 存折、银行卡等宿舍防盗措施。设置一个既保密又不会遗忘的密码；保管好存折、银行卡等；参加体育锻炼时应锁在柜中；被盗或丢失要立即挂失。

4. 发生盗窃案件的应对办法。发现被盗时要迅速叫人，寻找和围堵嫌疑人；保护盗窃现场，切勿出入和翻动现场物品；发现存折、银行卡等被盗，应立即挂失，配合警方调查。

（五）防抢劫

1. 要有遭遇抢劫、抢夺的心理准备。

2. 在第一时间报案。

3. 女生注意保管好自己的首饰、手提包。

4. 不要外露财物。

5. 不走偏黑的道路。

6. 乘坐有营运执照的正规车或者出租车。

7. 夜间不要单独到偏僻的地方行走。

8. 伺机逃脱。

9. 在有人时大声呼救。

10. 对抢夺作案人边追赶边呼救。

11. 对因抢劫或抢夺而产生的创伤进行紧急救治。

（六）防诈骗

诈骗有合同诈骗、借口帮忙诈骗、利用求财等心理诈骗，在特定场所如银行门前诈骗、中大奖诈骗、利用公共电话诈骗、碰撞丢钱诈骗等。对此要做到以下几点。

1. 多学习，多观察。

2. 不贪钱财，不图便宜。

3. 注意自我信息保密。

4. 慎重交友，不感情用事。

5. 多与家长、同学和老师沟通。

6. 慎重对待他人租借财物的请求。

（七）防网络犯罪

1. 互联网对学生犯罪心理形成的影响。

（1）色情信息容易导致性犯罪。

（2）暴力游戏容易促生暴力犯罪。

2. 预防互联网对人身和财产安全造成危害。

（1）树立正确的网络使用意识。

（2）慎交网友。

（3）建设网络文明。

（4）不登录色情网站，不下载色情软件，不观看色情信息，不到不规范网吧。

（5）举报网络违法犯罪。

二、顶岗实习安全责任书

为了确保顶岗实习的顺利进行，学校及学生都应高度重视顶岗实习期间学生的安全问题，保证学生在实习期间的安全，特签订如下所示的责任书。

责任书

1. 学生应严格遵守实习单位的要求。

2. 服从实习单位的工作安排，尊重领导，虚心学习，不骄傲自满，不怕苦，不怕累，努力提高操作技能。

3. 爱护实习单位的设备和设施，严格按照规程操作，确保人身、设备安全，如故意损坏设备，应照价赔偿。

4. 学生不得带电操作，不经指导老师同意严禁使用和操作各种医疗设备，如违反规程操作，引起人身及设备事故，则一切责任自负。

5. 在实习单位上、下班时一定要遵守交通规则，注意交通安全。

6. 进入医疗场所必须穿工作服，严禁赤膊、穿拖鞋。

7. 学生在实习期间，有事请假需要征得实习单位和指导老师的同意，并办理相关手续，未得到指导老师的批假不得请假，否则一切责任自负。

8. 学生在实习结束时认真进行实习总结，并由实习单位进行实习鉴定（需盖章），并上报就业办作为评定实习成绩的主要依据。

9. 在实习过程中，若违反责任书的有关规定，则按学校有关制度进行处理。

本责任书一式两份，双方各执一份，经双方签字后生效，到学生实习结束时终止。

（我已经知悉上述内容，我承诺遵守其中的要求和规定。）

学生签字：　　　　　　　　　　　　学校盖章：

20　年　月　日　　　　　　　　　　20　年　月　日

三、顶岗实习应急管理预案

为有效保证学生顶岗实习的顺利进行，保障实习单位和学校的利益不受侵害，维护学生的身心健康和生命安全，维护正常的实习秩序，营造良好的育人环境。结合学校实际，特制订本预案。

（一）应急预案领导小组

组长：

副组长：

组员（按姓氏笔画排序）：

（二）领导小组的职责

1. 了解和掌握学生违反规定的情况及研究处理的具体方法等。

2. 及时组织小组成员，处理违反规定的学生，并通报学生和学生家长，上报学校和实习单位。

3. 总结教训，提出整改措施。

（三）违规事件的处理

1. **学生在路途中受意外伤害的处理**　指导老师及时将情况向路途中的责任管理部门汇报，并积极配合解决；如果责任管理部门不予解决，报当地公安部门，请求帮助解决；及时将处理结果向学校应急预案领导小组汇报。

2. **学生擅自离岗的处理**

（1）指导老师调查学生擅自离岗的原因，并报告学校应急预案领导小组。

（2）应急预案领导小组根据学校《学生顶岗实习管理规定》《学生顶岗实习教学管理规定》和实习单位的管理规章制度对学生进行处理。

3. **学生违反实习单位规章制度被开除的处理**

（1）根据学校《学生顶岗实习管理规定》《学生顶岗实习教学管理规定》和实习单位的管理规章制度进行处理。

（2）实习指导老师负责向违规学生家长和学校应急领导小组汇报情况后商讨处理。

4. **学生在顶岗实习期间受意外伤害（工伤）的处理**　实习指导老师向学校应急领导小组汇报，与相关部门协商，按照《劳动法》和保险的相关规定进行处理。

5. **学生在生产实习期间生病的处理**　学生生病需住院的，应及时送医院治疗，所需费用原则上由学生自付，待出院后与保险部门协商，按投保条款给予理赔。

6. **学生本人自伤、自残、自杀的处理**

（1）实习指导老师及时向学校应急预案领导小组、实习单位、学生家长和当地公安部门汇报。

（2）指导老师及时把因自伤、自残、自杀而受伤害的学生送医院治疗。

（3）实习指导老师协同相关部门解决学生本人自伤、自残、自杀事件。

（4）因学生本人自伤、自残、自杀发生的相关费用由学生本人负责。

四、顶岗实习保险理赔处理流程

学生顶岗实习突发意外事件

↓

实习指导教师得到通知后要求实习单位尽快拨打120将学生送至附近医院（或在实习医院）进行救治

↓

实习指导教师第一时间向保险公司报案，并口述学生受伤时间、经过及伤势情况

↓

实习指导教师将学生受伤情况及时通知学生家长、学校。如遇重大事故，应立即上报学校，视情况而定，可先口头后书面

↓

学校根据具体情况成立应对小组，指派专人到医院协助实习单位展开救助

↓

按照学生事故处理有关规定，学校及实习指导教师接待家长

↓

学校听取实习单位意见，并协助家长、实习单位会谈，寻求处理方案

↓

经调节，学生家长与实习单位不能达成一致处理意见，可申请司法机关介入

经调解，学生家长与实习单位达成一致处理意见，双方达成协议，并签订协议书，包含事故经过、时间、地点及协商内容

↓

协助完成经济补偿工作。数额小的可支付现金，数额较大的用现金支票支付。不论数额大小，家长均要出具收条

↓

与保险公司协调办理赔偿等相关事宜。向保险公司提供如入院证明、学生病历书、用药清单、医药费发票原件和复印件、出院证明、事故简要经过等所需材料

↓

按学校学生安全工作的总体要求，进一步做好善后工作

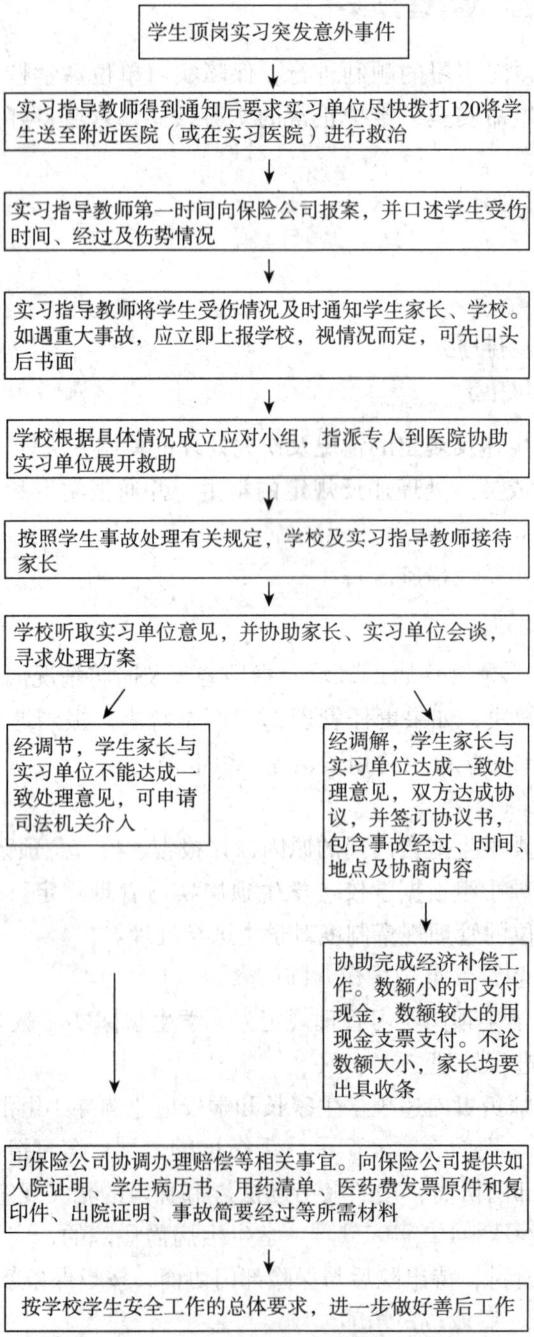

图7-1 顶岗实习保险理赔处理流程

第二节　顶岗实习初期的过渡

PPT

　　顶岗实习是教育部、财政部、人力资源和社会保障部、国家安全生产监管总局、中国保监会五部门联合下发的《职业学校学生实习管理规定》关于在职业学校人才培养过程中，初步具备实践岗位独立工作能力的学生，到相应实习单位，相对独立参与实际工作的活动。顶岗实习是实现职业教育培养目标、增强学生综合能力的基本环节，是教育教学的核心部分，一般为6～12个月，具体时间可由实习单位自行拟定。这一规定既符合中职专业教学计划安排，又有利于对中职学生进行职业素质方面的强化训练，使学生提前了解社会，增强岗位意识和岗位责任感，最大限度提高其综合素养。

　　顶岗实习是学校进行专业教学、实施素质教育的重要途径，是教学计划的重要组成部分，是学校专业教学过程的延伸，是贯彻理论联系实际教学原则的具体体现，是提高学生职业能力、培养高素质技术技能人才的重要环节。顶岗实习旨在开拓学生的视野，提高学生对医学专业的认识，培养学生适应岗位的能力和创新能力，特别是提高学生的实践动手能力，达到完成专业培养计划和培养目标的目的，为学生"零距离"就业打下坚实的基础。学生顶岗实习期是其职业定位发展和成熟的关键时期，不仅关系到顶岗实习工作的顺利开展，而且直接影响学生的就业选择，同时对学生整个职业生涯的发展起到至关重要的作用。

　　做好顶岗实习初期的过渡非常关键。顶岗实习是中职学生将理论知识运用到实践的必须经历的阶段，学生应做好理论知识储备、心理适应准备等。万事开头难，在顶岗实习初期，即从学校实习宣讲到学生选择实习单位、上岗这段时间，学生面临新的环境，既感到新鲜又充满了期待，甚至还有些迷茫，思想波动较大。有的学生对顶岗实习认识不够充分，再加上初入职场，心理准备不足，部分学生有恐惧感；还有个别学生甚至认为就是放长假，使实习效果大打折扣。所以，只有做好实习初期的过渡，才能更好地适应岗位的需求。

一、重视职业心理指导

　　实习前职业心理指导的目的在于帮助学生打好心理基础，学会心理调适，正确面对社会冲突及内心挫折，提高就业心理素质，从而树立合理的职业定位。

　　1. 教育学生明确实习目的　顶岗实习对学生的实践应用能力的锻炼与提高起很大的作用，可提高学生就业后的岗位适应性。它是一次了解职业的过程，学生要在实际的工作环境中，转变角色，逐步实现由学生到医务人员的过渡。这种转变不仅包括技能知识的转换和应用，也包括对职业的感悟力、自我判断力、社会交往能力、吃苦耐劳力和对实习单位管理的认同力等多个方面能力的全面提升。尤其是要让学生明白，顶岗实习初期必须要能够坚持住，重在了解实习单位需求与自身需求的差距，从而找出自身努力和今后发展的方向。教育学生，要从一线做起，从基础做起，培养吃苦精神是就业的第一步。

2. 辅导学生了解实习单位 顶岗实习前，学生对职业和自我的判断缺乏实践的检验，处于理想阶段，一旦走向单位实习，才发现自己的理解与单位的实际相差甚远，在实习过程中就容易产生学无所用或者用无所长的想法，出现各方面的适应困难。帮助学生提前了解实习单位的相关信息，可以帮助他们提升实习过程中的环境适应力。

3. 提升学生对专业对口的理解 学生在职业定位时最大的困惑是专业对口问题，主观上认为工作就是对所学知识的情景再现，很难意识到工作过程实际上是运用全方面的知识来处理医疗过程中遇到的各种问题的过程。实习过程大多数学生进行的是熟悉工作流程的过程，这与学校教学模式存在极大区别。如果学生不明白这个道理，面对程序化的操作岗位，就容易产生部分医护工作无技术含量和自我提升机会小的看法，进而出现好高骛远思想。要教育学生明确顶岗实习的过程，实质上是一个学习能力的培养过程，要做一个有心人，注重自我学习习惯的培养和能力的提升，而不是一味追求理想专业的契合。

4. 帮助学生理性判断发展前景 首先，要承认很多毕业生在刚走向工作岗位时凭借着对理想的追求，表现出极大的工作热情，遗憾的是这种热情的持续度不够。很多学生以看不到发展前景和空间为理由，频繁跳槽寻找机会。因此实习前要做好学生的教育工作，使其明白学生和实习单位的相互了解都需要一个过程，机会和平台固然与实习单位用人激励制度和实习单位发展前景有关，但更多的是要靠时间和经验的积累以及自身综合能力的提升。现在很多实习单位都注重内部提拔机制的建立，希望通过长期考察，从本单位内部选拔出可用之才。

二、加强跟踪服务

顶岗实习初期学生面临着角色转换、身体适应和技能需求的多重考验，属于"适应高原期"。因此，在这个过程应该加强实习管理和跟踪服务，密切重视学生的思想动态，针对顶岗实习过程中出现的各种适应困难问题，采取对应的管理和引导措施。梳理学生此阶段遇到的适应问题，一般可以分为以下几类。

1. 身体承受力的适应 走向工作岗位以后，学生要承担相应的岗位劳动量，即使每天 8 小时的劳动量，相对学生的课堂生活，也是一种体力的考验。当前中职生多属零零后，劳动锻炼相对较少；因此很多学生在实习初期首先表现为身体不适应，体力难以负荷。顶岗实习中要针对学生的身体适应困难，鼓励学生通过坚持渡过适应期。

2. 实习单位管理规章制度的适应 很多中职学生的行为习惯存在自我约束不强的情况，实习单位不同于学校，往往通过制度采取强制性约束的措施。要教育学生自觉遵守实习单位的各项规章管理制度，让他们明确任何实习单位的规章制度都是管理的生命线。当前，我国一些实习单位的管理现状普遍存在着粗暴和简单的管理方式与学生追求自我和民主意识有着强烈冲突。一方面要教育学生通过合理的方式反馈实习单位管理中存在的问题，同时也要引导学生树立实习单位生产利益至上的理念，自觉遵守实习单位和学校关于顶岗实习的各项规章制度。

3. 岗位安置与自我需求差异的适应　学生集中进入实习单位，必定要依据岗位的需求来安置人员。在安置过程中，不同的岗位往往存在劳动强度、技术含量和工作环境的差异。学校在跟踪管理过程中，要根据不同岗位导致的学生产生的各种差异进行合理引导，尤其是要对那些实习单位安排与身心承受差距过大的学生进行关注，并根据具体情况采取引导措施。确实因个体身心难以承受岗位重担的，可以建议实习单位做出适度调整。如果是出于学生个人兴趣和想法与实习单位安置产生的不适应，则要加强岗位服从意识教育，让学生明白实习期的目的重在对职业的了解，不能主观排斥岗位需求差异的存在。

4. 工作过程中的人际交往适应　实习单位实习期间，学生不可避免地要与实习单位新老医务人员交往。在交往过程中，学生往往被冠以"中职生""零零后"等一些标签，虽然这容易导致学生交往中的"泛化"判断，但是，学生也确实存在着浓重的"学生思维"。因此，加强实习单位人际交往中的"社会化"引导非常必要。既要引导学生适应社会的人际交往方式，坦诚待人，体现当代学生的知识和人文素养，让学生明白建立坦诚和礼貌交往关系的必要性，培养自己的交往技巧。同时，对于社会交往中的一些"潜规则"和不良习气，告诫学生要正确看待，避免交往中出现"过于社会化"的畸形适应现象。

三、重视职业选择帮扶

学生顶岗实习后期，经历了一定阶段的适应，很多学生对自己的职业定位有了较明确的方向。同时，在即将进入就业阶段，面临着新的选择机会，学生的职业定位属于波动较大的时期。这个阶段的管理要从以下几点加强。

1. 掌握学生的职业定位类型　通过调查，了解学生对实习单位生活有了一定感性认识基础上的职业意向，进行分类判断。此时，学生的职业定位可以分为：①定位落实型，即通过实习和自己在单位的优秀表现，在实习期就受到重视，实现了自己职业定位的落实；②明确选择型，即通过实习，发现自己不喜欢所从事的行业，同时通过对实习单位生活的了解，结合自己的兴趣和专长，明确重新选择的方向；③从众选择型，还有一部分同学是因为从众心理，自己没有明确的定位，但是存在人云亦云的盲目决策心理；④青春体验型，有的同学存在青春要多体验的心理，没有明确的职业定位，仅仅是局限于体验的快乐收获；⑤单纯依赖型，有的学生往往把自己对职业的选择建立在家长安排和老师推荐的基础上，没有自己明确的定位。

2. 因材施教，坚持扶上马送一程　学校在梳理职业定位并进行详细分类的基础上，针对不同类型同学的需求提供相应的帮助：对于那些定位落实型的同学，可以针对其在工作中遇到的相关专业问题，通过安排专业教师帮助其解决工作中遇到的实际困难进行帮扶。这不仅有利于为学生解决实际的难题，也有利于拓展教师的专业知识面。针对有明确就业意向的同学，可以结合专业对应的岗位群，主动深入实习单位，为学生寻找就业岗位，对那些职业定位不明确和不理性的同学，要指出其职业定位中存在的问题，让他们明确合理的职业定位对其整个职业生涯发展的影响。同时，结合对学生专业学习掌握情况和个性特点的了解，为其分析职业选择的目标和寻找合适的岗位。

3. 重视实习单位反馈，增强职业定位指导的针对性　顶岗实习过程中，应充分重视实习单位调查研究、研究资料收集和整理的常态化、制度化。根据实习单位对实习学生共性和个性特点的反馈，进行有针对性的教育和引导。在进行教育引导的过程中，重视将实习单位评价传达给学生，这种信息的掌握和了解有利于学生站在实习单位需求的角度，理性判断自我和实习单位及社会需求之间的差距。实习单位对实习学生的信息反馈也有利于学校掌握实习单位对人才需求与学校培养目标之间的差异，从而做出正确的调整。

第三节　做实习单位喜欢的员工

PPT

一、实习单位渴求医学人才的类型

1. 信念坚定型　有坚定的政治信念，有大局意识。

2. 出谋划策型　出谋划策型的员工以独到的见解、团队精神、创新观念，为实习单位的发展提出合理化建议。积极主动做好自己的工作，设定计划，认真总结，展望未来，提出建设性的战略和战术，为实习单位创造经济效益。

3. 创新学习型　学历不等于能力，必须快速提高自己的综合能力，提高对实习单位的认知能力、对产品的把握能力、对客户的沟通能力、对事情的处理能力、对工作的创新能力。

4. 务实敬业型　做任何事情都为实习单位着想，勤俭节约、兢兢业业，按部就班地做好自己的本职工作。

5. 热情主动型　面对同事能够热情帮助，面对实习单位能够积极商榷，面对患者能够用心理解，面对实习单位未来能够规划展望。

6. 承担责任型　成功者找方法，失败者找理由。出现失误或错误，能够主动承担责任，及时改正、逐步提高。

7. 脚踏实地型　全身心工作，努力学习，认真做好自己的本职工作，干一行爱一行。

二、实习单位需要员工的标准

1. 工作定位明确　实习生要脚踏实地，严格要求自己，做好本职工作，把实习单位的事放在心上，把工作当成自己的事业，有理想，有进取心，这样才会逐渐赢得领导和同志们的信任。

2. 认真主动学习　实习生要努力学习，工作中有不懂的问题要主动请教老师，取人之长，补己之短，努力向优秀的医务人员看齐，要有执行力和热情度。永远心存感激，你懂得并学会感恩，你的工作会越来越好，你的生活会越来越幸福。

3. 及时有效沟通　在医院，很多工作都需要和领导、同事沟通，那么作为一名实习生，不仅工作要做好，也要更加懂得沟通，学会和老师汇报工作，让老师能及时掌握你的工作进度和给出适当的建议；学会和同事沟通，积极分享经验，吸取别人的好建议。

4. 工作保质保量　很多实习生接到实习指导教师安排的工作，为了尽快完成，匆匆忙忙地上交了任务，不仅没有得到老师的表扬，反而受到批评。不管是做任何工作，都要全心全意的努力，不要为了工作而工作，要有质量的保证，要认真检查，无遗漏，方可提交任务。

第四节　直面顶岗实习中的问题

PPT

顶岗实习是院校人才培养计划的重要内容，通过校企合作的方式进行人才培养与输出，帮助即将毕业的学生将在校所学的相关知识与技能融入到实践工作中，进一步掌握操作技能，更好地适应岗位的需要，注重学生实践动手能力的训练，不断提升学生的就业竞争力，在促进个人成长的过程中为实习单位创造出一定的价值。顶岗实习期间需要注意的问题，主要分为以下两个方面。

一、学校在顶岗实习中存在的问题

1. 管理工作制度不完善，责任划分不清晰　与学生顶岗实习的部分工作制度不完善，相关部门对学生顶岗实习的情况掌握不准确，没能根据具体进程和学生的不同情况及时修改相关管理规定和制度，导致部分工作出现重复。

2. 日常管理工作跨度大，分数评定存在偏差　学生进入实习单位顶岗实习后，实习指导老师通过微信群、QQ 群与学生进行交流、定期到实习单位检查并与实习单位岗位负责人进行面对面沟通等，可通过学生的汇报、用人实习单位的评语及教师的检查来进行综合考核学生在实习期的表现，但因不能时时跟进，个别学生的评价难免偶尔存在偏差。

3. 岗位分散不集中，有效监管难以实现　鉴于顶岗实习的特殊性，一般的校外实习基地难以满足学生集中顶岗实习的需求，不能确保一个专业的学生都被安排到同一个实习单位进行顶岗实习。这样就必然会将一个专业多名同学分配到不同的实习单位或机构进行实习，造成了实习岗位分散不集中的现象。甚至有些专业的学生被分配到很多不同的实习单位，这样分散实习监管难度大，无形中加大了学校的监管工作量，不利于实习工作的常态化。

4. 实习前培训和指导不够，学生的职业意识不强　学校开设的课程，针对此年龄段学生的特点，但部分学生不能完全融入其中，对未来医护职业规划没有目标，实习前缺少有效的心理疏导和心理建设，致使部分学生责任意识不强、态度不端正，对岗位认知不清晰，认为离开学校进入实习单位实习，就可以脱离学校的管理。

5. 部分指导教师管理经验不足，人文关怀不够　指导教师将学生送到实习单位实习后，仍回到学校进行日常的管理工作，不能陪在学生的身边，在实习单位确定的带教老师也需要适应的时间。部分年轻的指导教师没有带实习学生的经验，在对学生的日常管理上难免有疏漏，不能第一时间帮助学生解决问题。

6. 学生的适应能力差，角色转化困难　部分学生对待顶岗实习没有明确的认识，由于缺少社会经验，角色转化困难，自控力、适应力都较弱，没有了班主任的帮助与指导，在工作和人际交往方面出现问题时，不知道如何处理，容易发生冲突。

7. 学校、实习单位、家庭没有形成有效的联动　学校与实习单位对顶岗实习的宗旨和性质在认识上难免存在偏差。学校方面顶岗实习的相关制度不完善、指导不足；实习单位对实习期学生的管理比较被动，所提供的岗位技术含量不高、工作内容枯燥；家庭在学生实习期的参与度和配合度都不高，对顶岗实习期学生的日常管理工作没有大的帮助和指导意义。

二、学生在顶岗实习中容易出现的问题

1. 心理问题　顶岗实习是学校制定专业人才培养方案中课程体系设计的一个重要环节，是教学的重要组成部分，是对课堂知识的丰富和补充，也是对课堂教学的延续和升华。但是部分学生并没有认识到顶岗实习的重要性，相反认为实习就是参加社会工作，可以摆脱学校的约束和班主任的管理，可以随心所欲。还有些学生对实习岗位挑挑拣拣，认为自己接受过专业教育，不应该做一些简单的初级岗位的工作，更有些学生会与其他同学比较，心理落差大，部分学生容易产生倦怠心理和消极情绪，容易产生心理失衡。

2. 角色转换慢　实习是学生进入职场的前奏，通常心理压力较大，对于实习单位的工作环境和人际关系不适应。对外面的世界只存在模糊的认识，实习初期的心态和行为容易受到周围环境和同事的影响。不愿意干脏活、累活，不愿意和带教老师及患者交流，我行我素。不按实习单位要求时间进行科室间互换岗位等。

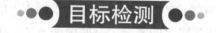

目标检测答案

一、名词解释

顶岗实习

二、单选题

1. 生产岗位安全主要包括（　　）

A. 发现隐患自行处理   B. 与实习态度无关

C. 可无证操作   D. 明确实习任务

2. 人身和财产安全包括（　　　）

A. 要有防护意识   B. 用法律维护安全

C. 快速报警求助   D. 以上都是

三、多选题

1. 人身和财产安全包括（　　　）

A. 防火   B. 防盗

C. 防交通事故   D. 可留宿外人

E. 以上都是

2. 实习单位渴求的医学人才类型是（　　　）

A. 信念坚定型   B. 出谋划策型

C. 创新学习型   D. 务实敬业型

E. 热情主动型

3. 性侵害的预防包括（　　　）

A. 注意自身的言行举止   B. 避免在开放性场所独处

C. 加强教育   D. 增强性自卫能力

E. 以上都不是

四、判断题

在实习单位如故意损坏设备，无需赔偿。

五、问答题

1. 学生本人自伤、自残、自杀发生的相关费用由谁负责？

2. 实习单位管理规章制度如何适应？

3. 学生在顶岗实习中容易出现的问题包括哪些方面？

书网融合……

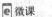 微课   本章小结

第八章 就业前准备

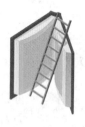

【学习目标】

1. **掌握** 就业制度和相关政策。
2. **熟悉** 劳动合同的概念、分类以及内容。
3. **了解** 就业信息及材料的准备，创业要素以及优惠政策。

就业是民生之本、安国之策，是人民改善生活的基本前提和基本途径。中等职业学校的毕业生已经从被分配的客体转变为就业的主体，因此，求职择业乃至创业成为青年学生成才的关键，而就业就是你对未来发展成才道路的选择。所以了解就业政策及制度并能够端正就业态度，懂得就业方法，不断提高适应社会的能力，已经成为每一位青年学生的必修课。

第一节 就业相关制度与政策

PPT

一、就业制度

（一）就业制度的概念

就业制度是指国家关于劳动者合法获取就业机会、维护社会就业行为的根本规定。任何社会的就业，都必然会受到一定的社会环境的影响和制约。特定社会的政治、政策法规、经济状况等多方面因素，构成了一定时期的就业环境，形成了一定时期的就业制度。

（二）现行就业制度

1. 公务员制度 现代国家公务员制度是建立在民主政治、法治社会和科学管理基础之上的制度。中国国家公务员制度，是关于政府机关从事公务人员管理的法律化、正规化和标准化的多种规范性和规定性的总和，是一套完整的国家行政机关工作人员考核、录用、职务任职升降、培训、工资保险福利、申诉控告、退休以及公务员管理结构和监督等管理行为的规范和准则体系。

2. 劳动合同制度 1983 年原劳动人事部发布《关于积极试行劳动合同制度的通知》，提出招用人员签订劳动合同。

1986 年国务院发布了一系列旨在建立"劳动合同制"的就业制度的文件。

1994 年，第八届全国代表大会常务委员会第八次会议审议通过了《中华人民共和国劳动法》（以下简称《劳动法》），并于 1995 年正式实施，建立起与社会主义市场经济体制相适应的新型劳动用工制度。

3. 人事代理制度 人事代理制度就是指政府部门所属的人才交流服务机构，依据国家有关人事政策、法规、接受用人单位或个人的委托，对其人事业务实行集中、规范、统一的社会化管理和服务的一种人事管理方式。简单地说，就是把"单位人"变成"社会人"，而一些具体的人事管理工作，由人事代理机构（人才交流中心）代管。

委托代理对象包括委托代理单位和委托代理个人。

（1）委托代理单位包括行政机关、国有企事业单位、集体企业、股份制企业、外资企业、民营企业、个体企业等机构。委托代理单位可委托代理机构办理全权或部分人事业务。

（2）委托代理个人包括辞职、辞退或解聘的专业技术人员、管理人员；大、中专毕业生；自费出国留学生；国有企事业、股份制企业、外资企业、民营企业、私营企业等单位聘用的专业技术人员及管理人员；其他流动人员等。

4. 职业资格制度 职业资格证书制度是劳动就业制度的一项重要内容，也是一种特殊形式的国家考试制度。主要内容是指按照国家制度的职业技能标准或作职业资格条件，通过政府认定的考核鉴定机构，对劳动者的技能水平或职业资格进行客观公正、科学规范的评价鉴定，对合格者授予相应的国家职业资格证书的政策规定和实施办法。

职业资格证书分为《从业资格证书》和《执业资格证书》。职业资格证书在中华人民共和国境内有效。证书由人事部（现已并入人力资源和社会保障部）统一印制，各地人事（职政部门）具体负责核发工作。

（1）执业资格证书是国家对特殊行业规定资格准入的凭证，即无此证书不能从事这个行业，这种资格归行业主管部门管理。比如注册会计师（CPA）归财政部，医师执业资格归卫生和计划生育委员会。

（2）专业技术人员职业资格证（白领）与职称有对应关系的，传统的"职称"是口头的说法，标准的说法是"专业技术职务任职资格"，是国家职业资格证的一种。过去，国家职业资格证书主要是由原国家人事部（面向专业技术人员）和原国家劳动保障部（面向社会人员）管理；目前，国家人事部和国家劳动保障部已合并，成为国家人力资源和社会保障部，"国家职业资格"开始回归其本意。故目前的职称实质上就是专业技术人员职业资格。专业技术人员职业资格证（白领）与职称的对应关系是：高级职称相当于国家一级职业资格证；中级职称相当于国家二级职业资格证；初级职称相当于国家三级职业资格证。政策上需要先取得资格，单位才聘任。

（3）技能人员职业资格证（蓝领）与职称没有关系，主要是技能工人，包括国家四级职业资格证和国家五级职业资格证。

例如：由卫生和计划生育委员会颁发执业资格证书有：①执业医师；②执业药师；

③执业护士；④注册营养师。

二、就业政策

我国的就业政策主要体现在 2007 年 8 月 30 日全国人民代表大会常务委员会第 29 次会议通过并于 2008 年 1 月 1 日起施行的《中华人民共和国就业促进法》（以下简称《就业促进法》）里面。《就业促进法》的施行，充分说明了国家对就业的重视，同时，将经过实践检验成功的就业政策、措施上升为法律规范，使促进就业的工作机制制度化，使促进就业的各项政策措施法制化，为建立促进就业的长效机制提供了法律保障，将有力地推动我国的就业工作，在促进经济发展与扩大就业相协调、促进社会和谐稳定方面发挥着重要的作用。

《就业促进法》主要从以下十个方面就业政策进行了具体的规定。

1. 促进就业的经济发展政策；
2. 促进就业的财政保证政策；
3. 促进就业的金融支持政策；
4. 促进就业的税收优惠政策；
5. 促进就业的区域统筹政策；
6. 促进就业的城乡统筹政策；
7. 促进就业的劳动和社会保险政策；
8. 促进就业的援助困难群体政策；
9. 促进就业的群体统筹政策；
10. 促进就业的失业保险政策。

案例分析

临床医学专业的小张今年中专毕业，他一直都想考大专，但是又有些担心录取率有点低。你会给他怎么样的建议呢？

第二节　劳动合同

PPT

《中华人民共和国劳动法》（以下简称《劳动法》）规定劳动者与用人单位必须签订劳动合同，如果用人单位没有及时与劳动者签订劳动合同，则属于违反《劳动法》的行为，当发生劳务纠纷时将被追究相关法律责任。

案例分析

小王在某卫生学校护理专业毕业以后，应聘到某医院做临时护士至今一年多了，而院方却根本不提签订劳动合同的事。小王和几个同事多次向院方提出签订劳动合同，但院方都以她们是临时工拒绝了。

思考：小王作为临时工是不是不能签订劳动合同呢？没有签订劳动合同是不是就

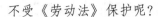

不受《劳动法》保护呢？

分析： 用人单位即使在临时岗位上用工，劳动者也可以要求与单位签订合同，并且要求单位依法为其建立各种社会保险，享有相应的福利待遇。但是，这种劳动合同可以在劳动期限上与正式岗位人员有所区别。违法《劳动法》有关劳动合同规定的《赔偿办法》中有规定。

一、劳动合同的概念和特征

劳动合同是劳动者和用人单位根据法律规定确立劳动关系，明确相互权利和义务的协议，是建立劳动关系的基本形式。

劳动合同作为一种合同形式，具有一般合同的法律特征，即是双方法律行为，是当事人意见表示一致的结果，是当事人的合法行为等。但作为一种特殊合同形式，它还有不同于一般合同的特征。

（一）主体的特定性

劳动合同的主体是特定的，一方是劳动者，另一方是用人单位。劳动者必须是具有劳动权利能力和劳动行为能力的公民，一般指的是年满 16 周岁，具有劳动能力的公民。用人单位必须是依法成立的企业事业单位、国家机关、社会团体和私营经济组织。劳动合同是符合法定条件的劳动者与用人单位之间确立劳动关系的协议，这是劳动合同主体与经济合同主体的区别。

（二）目的的明确性

劳动者和用人单位之间订立劳动合同的目的，就是要在两者之间建立劳动关系。劳动关系一旦通过劳动合同的形式确定下来，就上升为劳动法律关系，即在双方当事人形成劳动权利和劳动义务关系。根据劳动合同，劳动者加入到用人单位，成为用人单位的成员，在用人单位组织指挥下从事劳动，并遵守用人单位的劳动规则和其他规章制度，而用人单位必须按照劳动合同的规定，支付劳动者劳动报酬，提供必要的劳动条件。而当事人签订经济合同的目的是实现一定的经济利益，这与劳动合同是完全不同的。

（三）内容的法定性

劳动关系的双方当事人中，劳动者相对于掌握生产资料的用人单位来说，一般处于被动的弱势地位。国家从保护劳动者的利益出发，制定和颁布了各种劳动法律法规，通过这些法律法规，把劳动者和用人单位的意志限制在法定范围内，即劳动者和用人单位在订立劳动合同时，合同的内容标准必须依照法律规定或受法律限制，相对于其他合同，劳动合同可供当事人协商的内容较少。

二、劳动合同的分类

按照劳动合同的期限，一般劳动合同分为以下三类。

（一）固定期限劳动合同

是指用人单位与劳动者约定合同终止时间的劳动合同。用人单位与劳动者协商一致，可以订立固定期限劳动合同。

（二）无固定期限劳动合同

是指用人单位与劳动者约定无确定终止时间的劳动合同。即原《劳动法》规定的长期合同。

用人单位与劳动者协商一致，可以订立无固定期限劳动合同。依据《劳动法》规定，有下列情形之一，劳动者提出或者同意续订、订立劳动合同的，除劳动者提出订立固定期限劳动合同外，应当订立无固定期限劳动合同。

1. 劳动者在该用人单位连续工作满十年的；

2. 用人单位初次实行劳动合同制度或者国有企业改制重新订立劳动合同时，劳动者在该用人单位连续工作满十年且距法定退休年龄不足十年的；

3. 连续订立二次固定期限劳动合同，且劳动者没有本法第三十九条和第四十条第一项、第二项规定的情形，续订劳动合同的。

用人单位自用工之日起满一年不与劳动者订立书面劳动合同的，视为用人单位与劳动者已订立无固定期限劳动合同。

（三）单项劳动合同

即没有固定期限，以完成一定工作任务为期限的劳动合同，是指用人单位与劳动者约定以某项工作的完成为合同期限的劳动合同。用人单位与劳动者协商一致，可以订立以完成一定工作任务为期限的劳动合同。

三、劳动合同的条款

《劳动法》第十九条规定了劳动合同的法定形式是书面形式，其必备条款有以下七项。

（一）劳动合同期限

法律规定合同期限分为三种：有固定期限，如1年期限、3年期限等均属这一种；无固定期限，合同期限没有具体时间约定，只约定终止合同的条件，无特殊情况，这种期限的合同应存续到劳动者到达退休年龄；以完成一定的工作为期限，例如：劳务公司外派一员工去另外一公司工作，两个公司签订了劳务合同，劳务公司与外派员工签订的劳动合同期限是以劳务合同的解除或终止而终止，这种合同期限就属于以完成一定工作为期限的种类。用人单位与劳动者在协商选择合同期限时，应根据双方的实际情况和需要来约定。

（二）工作内容

在这一必备条款中，双方可以约定工作数量、质量，劳动者的工作岗位等内容。在约定工作岗位时可以约定较宽泛的岗位概念，也可以另外签一个短期的岗位协议作为劳动合同的附件，还可以约定在何种条件下可以变更岗位条款等。掌握这种订立劳动合同的技巧，可以避免工作岗位约定过死，因变更岗位条款协商不一致而发生的争议。

（三）劳动保护和劳动条件

在这方面可以约定工作时间和休息休假的规定，各项劳动安全与卫生的措施，对女工和未成年工的劳动保护措施与制度，以及用人单位为不同岗位劳动者提供的劳动、工作的必要条件等。

（四）劳动报酬

此必备条款可以约定劳动者的标准工资、加班加点工资、奖金、津贴、补贴的数额及支付时间、支付方式等。

（五）劳动纪律

此条款应当将用人单位制定的规章制度约定进来，可采取将内部规章制度印制成册，作为合同附件的形式加以简要约定。

（六）劳动合同终止的条件

这一必备条款一般是在无固定期限的劳动合同中约定，因这类合同没有终止的时限。但其他期限种类的合同也可以约定。须注意的是，双方当事人不得将法律规定的可以解除合同的条件约定为终止合同的条件，以避免出现用人单位应当在解除合同时支付经济补偿金而改为终止合同不予支付经济补偿金的情况。

（七）违反劳动合同的责任

一般约定两种违约责任形式，第一种是一方违约赔偿给对方造成的经济损失，即赔偿损失的方式；二是约定违约金的计算方法。采用违约金方式应当注意根据职工一方承受能力来约定具体金额，避免出现显失公平的情形。违约，不是指一般性的违约，而是指严重违约，致使劳动合同无法继续履行，如职工违约离职，单位违法解除劳动者合同等。但是，一定要明白，违约金条款是用人单位与劳动者共同协商的，不能由单位自行规定。

> ⇄ **知识扩展**
>
> **1. 八小时工作制的由来**　八小时工作制的权利是 1986 年 5 月 1 日，通过美国大约 35 万工人举行大罢工获得的。
>
> **2. 什么叫暂时性失能伤害**　暂时性失能伤害是伤害及中毒者暂时不能从事原岗位的伤害。
>
> **3. 什么是职业病**　职业病是职业危害因素作用于人体的强度和时间超过一定限度，导致人体功能性与器质性病理改变，从而出现的相应的临床症状，这类疾病称职业病。

护士劳动合同（样书）

甲方：哈尔滨市××医院

乙方：

根据（《中华人民共和国劳动合同法》）及相关法律、法规的规定，甲乙双方遵循合法自愿、协商一致的原则，签订劳动合同，共同遵守。

第一条　本合同期限经双方协商一致，合同期限＿＿＿＿＿。其中，试用期限＿＿＿＿＿。

第二条　乙方同意根据甲方工作需要，担任临床护理岗位工作，具体工作内容和要求是：

（一）具体工作内容按岗位工作职责执行；

（二）依法执业、严格遵守法律法规和行政规章制度；严格遵守甲方制定的医院管理制度。

第三条　甲方安排乙方执行标准工作制度，休息、休假参照同等岗位正式人员执行。

第四条　甲方每月15日前以法定货币足额支付乙方上月工资。甲方严格执行哈尔滨市关于工资水平的规定，不得低于当地的最低工资标准。

第五条　乙方在婚假、丧假等各种休假期间的工资支付标准按医院规定执行。

第六条　因甲方原因停产或使乙方待工的，在一个工资支付周期内的，甲方应按上一个工资支付周期的工资标准（不包括加班工资、奖金以及特殊工作条件或环境下的津贴）支付乙方工资，超过一个工资支付周期的，甲方支付乙方的月生活费按医院规定执行。

第七条　甲方支付乙方加班工资，按照医院规定参照同等岗位人员执行。

第八条　甲乙双方对工资的其他约定按医院规定执行。

第九条　甲乙双方按国家和哈尔滨市的规定参加城镇企业职工基本养老保险。其中，乙方负担的部分由甲方负责代扣代缴。

第十条　乙方患病或非因工负伤的医疗待遇按国家和哈尔滨市有关规定执行。

第十一条　乙方患职业病或因工负伤的医疗待遇按国家和哈尔滨市有关规定执行。

第十二条　甲方根据国家有关法律、法规，建立安全生产制度；乙方应当严格遵守甲方制定的劳动安全制度，严禁违章作业，防止劳动过程中的事故，减少职业危害。

第十三条　甲乙双方若变更、续订、解除终止劳动合同应当依照《中华人民共和国劳动合同法》等相关法律法规和哈尔滨市有关规定执行。变更合同应采用书面形式，双方各执一份。

第十四条　甲方应当在解除或者终止本合同时，为乙方出具解除或者终止劳动合同的证明，并在十五日内为乙方办理档案和社会保险关系转移手续。乙方应当按照甲方有关规定，办理工作交接。甲方依法应当向乙方支付经济补偿的，在办理工作交接时支付。

第十五条　甲乙双方约定的其他事项：

（一）严格遵守医院管理制度。

（二）服从甲方工作岗位安排和调动。

（三）乙方有下列情形之一的，甲方予以解除本合同。

（1）违反《临床护士岗位责任书》的要求，或违背本人承诺，经教育后仍然不改正的；

（2）违反《护士条例》等相关法律法规和医院管理制度的规定，给医院造成严重不良影响的；

（3）缺乏责任心，违反操作规程、护理常规或规章制度，给患者或医院造成严重损失的；

（4）违反医院劳动纪律管理制度，每年违纪超过 5 次的，或旷工累计达 5 天的；

（5）工作懒惰或服务态度差，患者投诉达 5 次 1 年，或科室负责人投诉达 5 次 1 年；

（6）不能胜任工作，经过培训或者调整工作岗位后，仍不能胜任工作的；

（7）不服从工作安排的，或连续三个临床科室都拒绝接纳的；

（8）连续 5 年没有完成医学继续教育学分管理规定的；

第十六条　甲乙双方因履行本合同发生劳动争议，可以协商解决。协商不成的，可向甲方劳动争议调解委员会申请调解；也可直接向有管辖权的劳动争议仲裁委员会申请仲裁。

第十七条　以下材料作为本合同的附件。

（一）乙方的执业护士资格证书；

（二）乙方的身份证复印件；

（三）乙方的毕业证书复印件；

（四）临床护士岗位责任书；

（五）乙方的承诺书；

第十八条　本合同未尽事宜或与国家和哈尔滨市有关规定相悖的，按国家和哈尔滨市有关规定执行。

第十九条　本合同一式三份，甲乙双方各执一份，存乙方档案一份，具有同等法律效力。

甲方（盖章）：　　　　　　　　　乙方（签字或盖章）：

　　　　　　　　　　　　　　　　法定代表人：

　　　　　　　　　　　　　　　　经办人（签字或盖章）：

　　　　　　　　　　　　　　　　×××× 年 × 月 × 日

PPT

第三节　就业信息及材料的准备

一、就业信息的定义、特征、分类以及来源

（一）就业信息的定义

就业信息是指择业者事先不知道的、经过加工处理能被择业者接受并具有一定价值的有关就业的资料和情报。包括就业政策信息、职业发展信息、法律法规信息、人才需求信息等，是毕业生择业所必须收集和掌握的材料，其数量和质量决定就业的速度和成败。

（二）就业信息的特征

1. 就业信息的传递性　就业信息总处于流动和传递状态。报刊、书籍、广播、电视、电话、网络等都是常用的信息传递方式，在传递过程中可为求职者搜集整理就业信息、掌握就业知识、认识就业形势、把握就业机会、创造条件。

2. 就业信息的可利用性　就业信息供需要双方均可利用，一方面可以使毕业生找到自己喜欢的工作，满足个人生存、成才、发展的需要；另一方面，也可以使用人单位招聘到合格人才。

3. 就业信息的可共享性　在就业信息的传递过程中，信息可以被大家共同享用，对就业信息的持有者来说不会造成任何损失，这就是信息的共享性。

4. 就业信息的时效性　就业信息具有一定的时限，超过了期限，其功能会衰减，甚至失效。因此，毕业生在择业竞争中，谁能及时获取信息，并进行果断处理，谁成功的机率就越大。

（三）就业信息的分类

一般而言，就业信息可分为广义信息和狭义信息两大类。

1. 广义就业信息　主要指国家对毕业生的就业政策信息、劳动人事制度改革信息、社会各行各业对毕业生的需求状况、行业的未来发展趋势预测和国家对行业发展的支持力度等信息。通过广义就业信息自己就可以把握未来的就业方向。

2. 狭义就业信息　主要指各级用人单位的具体招聘信息。如用人单位的基本概况、未来的发展前景、人才的需求情况、招聘的具体岗位、设置的需求人数、工资和福利待遇等。通过狭义就业信息可以了解用人单位的历史背景，所有制形式和对毕业生的要求，是毕业生求职就业必须收集的具体资料。

（四）就业信息的来源

应届毕业生就业问题是每年讨论最火热的话题之一。其中，应届毕业生的就业信息来源是非常重要的。一般来说，可分为以下几个方面。

1. 学校毕业生就业主管部门　通过学校毕业生就业主管部门获取信息，是当前毕

业生获取信息的主要渠道。

2. 各级毕业生就业指导中心、劳动人事部门、人才交流中心、职业介绍所　这些部门对各类人才需求情况比较了解，因此，在此获得的信息也比较准确，有一定的指导作用。

3. 人才交流会　目前，各省、自治区、直辖市和各市、县每年都要集中举办各种形式的人才交流会，有的单位还专门组团到其他地区和学校设摊招聘，选用人才，这为毕业生提供了择业机会，人才交流会是人才供求信息的集散地。

4. 实习、社会实践　利用实习、社会实践、毕业实习等机会收集需求信息。毕业生在生产实习、社会实践及毕业实习的过程中，直接与用人单位接触，不仅对用人单位的生产、工作性质较为熟悉，也结识了用人单位的领导、工程技术人员等，可以方便地获取有关信息。

5. 新闻媒介　通过报刊、杂志、广播、电视等新闻媒介获取信息，是一条较有效的途径。每年毕业生毕业前夕，这方面的信息既快又多且广。

6. 亲戚朋友　通过家人、亲戚、同学、校友、朋友等获取的信息面较宽，较为便捷，且比较准确可信，往往成功率较高。

7. 电脑网络　随着电子计算机的普及和网络化的发展，各企业网络化建设日新月异。毕业生可利用网络收集信息。通过电脑网络获取信息，具有速度快、传播范围广的特点。随着网上信息的不断完善与普及，这一途径的作用越来越大。

8. 其他途径　生活中也不乏"说者无心，听者有意"的事。平常捕捉不到的信息，只要做个有心人，便可发现它。例如：王小姐去商店买东西，无意中听两个售货员议论某个体检中心正在预备开业，这其中就隐含着该体检中心可能要招工作人员的信息，没过多久，王小姐就到该体检中心上班去了。类似议论在日常生活中是常有的，有心的求职者不会放过这些信息的，如果适合自己一定会积极加以利用。邮件询问也是一种收集信息的方法。如果毕业生向若干家自己感兴趣的单位邮寄个人的求职信、毕业生就业推荐表或个人简历，以期待获得某个单位的面试机会。通过这些渠道收集信息，只要满怀信心，尽力争取，都有成功的可能。

⇄ **知识扩展**

1. 求职时不要随意去付押金。1995 年国家规定，用人单位不能以任何名目向劳动者收取报名费、抵押金、保证金等。

2. 不要轻易上交证件。有些黑心招聘公司会以高薪作为诱饵，索取求职者的身份证、户口簿，以此要挟进行敲诈。

3. 不要随便答应培训。不正规的用人单位会要求求职者缴纳培训费，随后携款离开。

二、就业材料的准备

(一) 求职信

求职信就是求职者以书面形式向用人单位提出求职请求的文函,但是并不是所有单位都要求有求职信,学生要根据实际情况斟酌。

1. 求职信的作用 求职信是自我推销的广告,是一幅自我描述的"彩照",是寻找工作的敲门砖。求职信会给用人单位留下或好或坏的第一印象,它是用人单位取舍的首要依据,也是对求职者的一次非正式考核。通过求职信,用人单位可以了解求职者的思想修养、知识水平、工作能力、文字表达能力以及求职的诚意等。并根据这些来进行初步筛选。求职信的一个最大好处是它可以直接到达决策者手中。写求职信的目的在于让对方对自己感兴趣。这里有两个关键因素:一是对方感兴趣的是什么?二是自己让对方兴趣的是什么?为此,求职信要紧扣用人单位的录用标准,表述自己的求职动机和优势,让对方感到你是适合这一工作的人。

2. 求职信的分类 求职信可以从不同的角度进行分类,不同类别的求职信,其内容侧重点和行文语气各有不同。

(1) 从求职者有无实践经验的角度分,求职有毕业求职(初次就业)与重新求职(跳槽或再就业)两种情况。与此相应的求职信也有毕业求职信与重新就业求职信两种。前者是指刚从大专院校毕业或即将毕业的初次求职者写的求职信;后者则是指在职者"跳槽"或失业下岗者欲谋新职所写的求职信。

(2) 从求职者是否获得招聘信息的角度分,求职可分自荐求职和应聘求职两种情况。与此相应的求职信也可分为自荐求职信和应聘求职信两种。前者是指求职者在未获得准确用人信息的情况下,主动向用人单位写的带有自我推荐性质的求职信;后者则是有针对性地写给某单位以谋求一特定职位及反映自身条件的求职信。

(3) 从有无明确的求职目标的角度分,求职信可分为三类:第一类是具有高度针对性的信,是针对某单位的某个人或某单位的某一个具体职位写的,一封具有很强感染力和说服力的求职信,是一种有效的求职方式。第二类是具有普遍性的信,适用于不同单位,可大量复制,到处"撒网",这种求职信缺乏针对性,效果不佳,但也不排除选中的可能。这种信比较省时省力。第三类是综合以上两种求职信的特点,属于"混合型",信的主体部分不变,只是根据用人单位的性质和需求条件增加或删去某些内容,开头和结尾注意使用准确的称呼和恰当的措词即可。这种求职信比较适用,既可节省时间,又可以增加求职的成功率。

3. 求职信的结构和注意事项 一封完整的求职信可以从以下四个方面入手。

(1) 开头 开头一定要开门见山地写明你对公司有兴趣并想担任他们空缺的职位。例如:获知贵公司 2019 年 10 月 × 日在 × × × 报上招聘 × × × × 的信息,特寄上简历敬请斟酌。

(2) 推销自己 信的第二部分要简短地叙述自己所学的专业以及才能,特别是满足公司需要的才能。但注意用词要恰当，不能夸大其词。

（3）联系方式写清楚　在求职信中写明你的联系方式，最好是手机号。并表明你希望迅速得到回音。

（4）收尾　感谢他们阅读并考虑你的应聘。

（5）写求职信时，以下几点是一定要注意的。

求职信的篇幅不要太长，简明扼要就可以了。态度要诚恳，不需要任何豪言壮语，也不要使用任何华丽的词汇，只要让对方读来觉得亲切、自然、实实在在就可以了。

正文：求职信的中心部分是正文，形式多种多样，但内容都要求说明求职信息的来源、应聘职位、个人基本情况、工作成绩等事项。首先，写出信息来源渠道，如："得悉贵公司正在拓展省外业务，招聘新人，且昨日又在《××商报》上读到贵公司招聘广告，故有意角逐营业代表一职。"记住不要在信中出现"冒昧""打搅"之类的客气话，他们的任务就是招聘人才，何来"打搅"之说？其次，在正文中要简单扼要地介绍自己与应聘职位有关的学历水平、经历、成绩等，令对方从阅读之始就对你产生兴趣。但这些内容不能代替简历，较详细的个人简历应作为求职信的附录。

还应说明能胜任职位的各种能力，这是求职信的核心部分。目的无非是表明自己具有专业知识和社会实践经验，具有与工作要求相关的特长、兴趣、性格和能力。总之，要让对方感到，你能胜任这个工作。在介绍自己的特长和个性时，一定要突出与所申请职位有联系的内容，千万不能写上那些与职位毫不沾边的东西，比如你应聘业务代表一职，却在求职信中大谈"本人好静，爱读小说"等与业务无关的性格特征。

（二）个人简历

1. 个人简历的内容　个人简历是求职者给招聘单位发的一份简要介绍。包含自己的基本信息：姓名、性别、年龄、民族、籍贯、政治面貌、学历、联系方式，以及自我评价、工作经历、学习经历、荣誉与成绩、求职愿望、对这份工作的简要理解等。以简洁、重点突出为标准。

2. 个人简历的要求

（1）整洁　简历一般应打印，保证简历的整洁性。

（2）简明　要求简历一般在 1200 字以内，让招聘者在几分钟内看完，并留下深刻印象。

（3）准确　要求简历中的名词和术语正确而恰当，没有拼写错误和打印错误。

（4）通俗　语言通俗流畅，没有生僻的字词。

（5）诚实　要求内容实事求是、不卑不亢。

（三）推荐表或推荐信

学校一般都会统一制作推荐表，由学校、院（系）填写推荐意见。除此之外，学生可以找合适的人为自己写推荐信。

（四）证明材料

凡是能够证明某种能力及其达到水平的证书，都可以作为证明材料复印，作为求职材料的重要内容。例如：学历证明、荣誉证书、成果证明材料、照片、职业资格证书等。

就业是人生中发展的重大转折点，是学生们从"校园人"到"社会人"过渡的重要阶段。中职毕业生在就业前要科学合理规划职业生涯，为顺利就业做好心理准备，调整好自己的心态。同时要通过各种渠道收集、整理、运用就业信息，充分认真地准备各种资料，才能找到自己心仪的工作岗位。

案例分析

案例：临近毕业，康复专业的小李才开始坐在电脑前查找就业信息，根据自己的特长爱好寻找适合自己的就业岗位，但是一次次地发出邮件却都石沉大海。而同寝室的小王却早已经握有几家单位的就业意向书供他选择，小王的脸上洋溢着喜悦。

当小李向小王求教的时候，小王兴奋地传授着经验：要多渠道收集就业信息，获得广泛的一手材料，再把信息归类、整理，对重要信息进行筛选，这样才能获得有效信息，赢在起跑线上。

思考：小李的问题出在哪里呢？对你有什么启示吗？

分析：小李在收集就业信息及整理方面出现问题，就业信息的收集要提前并且要多渠道，就业岗位的寻找要依据本人专业及实际水平。

第四节　创业教育的基本内容

PPT

党的十八大报告指出"就业是民生之本"，要"探索特色鲜明的创业发展之路"，"引导劳动者转变就业观念，鼓励多渠道多形式就业，促进创业带动就业。"

培养创业意识是创业教育的首要内容。意识是人对外界事物的能动反映，是精神的初级阶段。创业意识是指人对创业这一客观事物的积极反映，是形成创业精神的基础，表现为对创业的认同与赞许，创业意识是不大可能自动形成的，必须要施加影响才能形成。

一、创业的概念

创业是创业者通过发现和识别商业机会，组织各种资源，提供产品和服务，创造价值的过程。

创业者可以分为传统创业者和技术创业者。传统创业者是指那些对传统的行业，如餐饮、房地产、服装等筹集资金投资，建立工厂，生产产品，为顾客提供产品或服务的创业者。而技术创业者以突出技术为主，创办的企业一般比较小，产品的技术含量高，附加值比较高，利润空间比较大。

二、创业者的类型

随着经济的发展，投身创业的人越来越多，通过对创业者案例的研究，发现国内

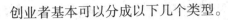

创业者基本可以分成以下几个类型。

（一）生存型创业者

生存型创业者大多为下岗工人、失去土地或因为种种原因不愿困守乡村的农民，以及刚刚毕业找不到工作的大学生。这是中国数量最大的创业人群。清华大学的调查报告说，这一类型的创业者占中国创业者总数的90%。其中许多人是被逼上梁山，为了谋生混口饭吃。一般创业范围均局限于商业贸易，少量从事实业，也基本是小型的加工业。当然也有因为机遇成长为大中型企业的，但数量极少。

（二）主动型创业者

主动型创业者又可以分为两种：一种是盲动型创业者，一种是冷静型创业者。前一种创业者大多极为自信，做事冲动。冷静型创业者是创业者中的精华，其特点是谋定而后动，不打无准备之仗，或是掌握资源，或是拥有技术，一旦行动，成功率通常很高。

（三）赚钱型创业者

赚钱型创业者除了赚钱，没有什么明确的目标。他们就是喜欢创业，喜欢做老板的感觉。他们不计较自己能做什么，会做什么。可能今天在做着这样一件事，明天又在做着那样一件事，他们做的事情之间可以完全不相干。甚至其中有一些人，连对赚钱都没有明显的兴趣，也从来不考虑自己创业的成败得失。奇怪的是，这一类创业者中赚钱的并不少，创业失败的概率也并不比那些兢兢业业、勤勤恳恳的创业者高。而且，这一类创业者大多过得很快乐。

三、创业的要素

创业是极具挑战性的社会活动，是对创业者自身智慧、能力、气魄、胆识的全方位考验。一个人要想获得创业的成功，必须具备以下以几点创业要素。

（一）强烈的创业意识

要想取得创业的成功，创业者必须具备自我实现、追求成功的强烈创业意识。强烈的创业意识能帮助创业者克服创业道路上的各种艰难险阻，将创业目标作为自己的人生奋斗目标。创业的成功是思想上长期准备的结果，事业的成功总是属于有思想准备的人，也属于有创业意识的人。

（二）良好的创业心理品质

创业之路，是充满艰险与曲折的，自主创业就等于是一个人去面对变化莫测的激烈竞争以及随时出现的需要迅速、正确解决的问题和矛盾，这需要创业者具有非常强的心理调控能力，能够持续保持一种积极、沉稳的心态，即有良好的创业心理素质。它是对创业者的创业实践过程中的心理和行为起调节作用的个性心理特征，它与人固有的气质、性格有密切的关系，主要体现在人的独立性、敢为性、坚韧性、克制性、适应性、合作性等方面，它反映了创业者的意志和情感。创业的成功在很大程度上取决于创业者的创业心理素质。正因为创业之路不会一帆风顺，所以，如果不具备良好的心理素质、坚韧的意志力，一遇挫折就垂头丧气、一蹶不振，那么，在创业的道路上是走不远的。宋代大文豪苏轼说："古之成大事者，不唯有超世之才，亦必有坚韧不拔之志"。只有具有处变不惊的良好心理素质和愈挫愈强的顽强意志，才能在创业的道路上自强不息、竞争进取、顽强拼搏，才能从小到大，从无到有，闯出属于自己的一番事业。

（三）自信、自强、自主、自立的创业精神

自信就是对自己充满信心。自信心能赋予人主动积极的人生态度和进取精神。不依赖、不等待。要成为一名成功的创业者，必须坚持信仰如一，拥有使命感和责任感；信念坚定，顽强拼搏，直到成功。信念是生命的力量，是创立事业之本，信念是创业的原动力。要相信自己有能力、有条件去开创自己未来的事业，相信自己能够主宰自己的命运，成为创业的成功者。自强就是在自信的基础上，不贪图眼前的利益，不依恋平淡的生活，敢于实践，不断增长自己各方面的能力与才干，勇于使自己成为生活与事业的强者。自主就是具有独立的人格，具有独立思维能力，不受传统和世俗偏见的束缚，不受舆论和环境的影响，能自己选择自己的道路，善于设计和规划自己的未来，并采取相应的行动。自主还要有远见、有敢为人先的胆略和实事求是的科学态度，能把握住自己的航向，直至达到成功的彼岸。自立就是凭自己的头脑和双手，凭借自己的智慧和才能，凭借自己的努力和奋斗，建立起自己生活和事业的基础。21 世纪的青年人应该早立、快立志向，自谋职业，勤劳致富，建立起自己的事业。

（四）竞争意识

竞争是市场经济最重要的特征之一，是企业赖以生存和发展的基础，也是一个人立足社会不可缺乏的一种精神。人生即竞争，竞争本身就是提高，竞争的目的只有一个——取胜。随着我国社会主义市场经济从低级向高级发展，竞争愈来愈激烈。从小规模的分散竞争，发展到大集团集中竞争；从国内竞争发展到国际竞争；从单纯产品竞争，发展到综合实力的竞争。因此，创业者如果缺乏竞争意识，实际上就等于放弃了自己的生存权利。创业者只有敢于竞争，善于竞争，才能取得成功。创业者创业之初面临的是一个充满压力的市场，如果创业者缺乏竞争的心理准备，甚至害怕竞争，就只能是一事无成。

（五）全面的创业能力素质

创业能力是一种特殊的能力，这种特殊能力往往影响创业活动的效率和创业的成功。创业能力包括决策能力、经营管理能力、专业技术能力与交往协调能力。

1. 决策能力　决策能力是创业者根据主客观条件，因地制宜，正确地确定创业的发展方向、目标、战略以及具体选择实施方案的能力。决策是一个人综合能力的表现，一个创业者首先要成为一个决策者。创业者的决策能力通常包括：分析、判断能力和创新能力。中职生要创业，首先要从众多的创业目标以及方向中进行分析比较，选择

最适合发挥自己特长与优势的创业方向和途径、方法。在创业的过程中，能从错综复杂的现象中发现事物的本质，找出存在的真正问题，分析原因，从而正确处理问题，这就要求创业者具有良好的分析能力。所谓判断能力，就是能从客观事物的发展变化中找出因果关系，并善于从中把握事物的发展方向，分析是判断的前提，判断是分析的目的，良好的决策能力是良好的分析能力加上果断的判断能力。创业实际就是一个充满创新的事业，所以创业者必须具备创新能力，有创新思维，无思维定势，不墨守成规，能根据客观情况的变化，及时提出新目标、新方案，不断开拓新局面，创出新路子，可以说，不断创新是创业者不断前进的关键环节。

2. 经营管理能力 经营管理能力是指对人员、资金的管理能力。它涉及到人员的选择、使用、组合和优化；也涉及到资金聚集、核算、分配、使用、流动。经营管理能力是一种较高层次的综合能力，是运筹性能力。经营管理能力的形成要从学会经营、学会管理、学会用人、学会理财几个方面去努力。

（1）学会经营。创业者一旦确定了创业目标，就要组织实施，为了在激烈的市场竞争中取得优势，必须学会经营。

（2）学会管理。要学会质量管理，要始终坚持质量第一的原则。质量不仅是生产物质产品的生命，也是从事服务业和其他工作的生命，创业者必须严格树立牢固的质量观。要学会效益管理，要始终坚持效益最佳原则，效益最佳是创业的终极目标。可以说，无效益的管理是失败的管理，无效益的创业是失败的创业。要做到效益最佳，这就要求在创业活动中人、物、资金、场地、时间的使用，都要选择最佳方案运作。做到不闲人员和资金、不空设备和场地、不浪费原料和材料，使创业活动有条不紊地运转。学会管理还要敢于负责，创业者要对本企业、员工、客户以及对整个社会都抱有高度的责任感。

（3）学会用人。市场经济的竞争是人才的竞争，谁拥有人才，谁就拥有市场、拥有顾客。一个学校没有品学兼优的教师，这个学校必然办不好，一个企业没有优秀的管理人才、技术人才，这个企业就不会有好的经济效益和社会效益，一个创业者不吸纳德才兼备、志同道合的人共创事业，创业就难以成功。因此，必须学会用人，要善于吸纳比自己强或有某种专长的人共同创业。

（4）学会理财。学会理财首先要学会开源节流。开源就是培植财源，在创业过程中除了抓好主要创收项目外，还要注意广辟资金来源。节流就是节省不必要的开支，要树立节约每一滴水、每一度电的思想。大凡百万富翁、亿万富翁都是从几百元、几千元起家的，都经历了聚少成多、勤俭节约的过程。其次，要学会管理资金。一是要把握好资金的预决算，做到心中有数；二是要把握好资金的进出和周转，每笔资金的来源和支出都要记账，做到有账可查；三是把握好资金投入的论证，每投入一笔资金都要进行可行性论证，有利可图才投入，大利大投入、小利小投入，保证使用好每一笔资金。总之，创业者心中时刻装有一把算盘，每做一件事、每用一笔钱，都要掂量一下是否有利于事业的发展，有没有效益，会不会使资金增值，这样，才能理好财。

（5）要讲诚信。就创业者个人而言，诚信乃立身之本，即"言而无信，不知其可也"。创业者在创业过程中，如不讲信誉，就无法开创出自己的事业；失去信誉，就会寸步难行。诚信，一是要言出即行；二是要讲质量；三是要以诚信动人。

3. 专业技术能力　专业技术能力是创业者掌握和运用专业知识进行专业生产的能力。专业技术能力的形成具有很强的实践性。许多专业知识和专业技巧要在实践中摸索，逐步提高发展、完善。创业者要重视创业过程中知识积累，这包括专业技术方面的经验和职业技能的训练，对于书本上介绍过的知识和经验在加深理解的基础上予以提高、拓宽；对于书本上没有介绍过的知识和经验要探索，在探索的过程中要详细记录、认真分析，进行总结、归纳，上升为理论，形成自己的经验特色，积累起来。只有这样，专业技术能力才会不断提高。

4. 交往协调能力　交往协调能力是指能够妥善地处理与公众（政府部门、新闻媒体、客户等）之间的关系，以及能够协调下属及各部分成员之间关系的能力。创业者应该做到妥当地处理与外界的关系，同时要善于团结一切可以团结的人，团结一切可以团结的力量，求同存异、共同协调地发展，做到不失原则、灵活有度，善于巧妙地将原则性和灵活性结合起来。总之，创业者搞好内外团结，处理好人际关系，才能建立一个有利于自己创业的和谐环境，为成功创业打好基础。协调交往能力在书本上是学不到的，它实际上是一种社会实践能力，需要在实践活动中学习，不断积累总结经验。这种能力的形成：一是要敢于与不熟悉的人和事打交道，敢于冒险和接受挑战，敢于承担责任和压力，对自己的决定和想法要充满信心、充满希望。二是养成观察与思考的习惯。社会上存在着许多复杂的人和事，在复杂的人和事面前要多观察多思考，观察的过程实质上是调查的过程，是获取信息的过程，是掌握第一手材料的过程，观察得越仔细，掌握的信息就越准确。观察是为思考做准备，观察之后必须进行思考，做到三思而后行。三是处理好各种关系。可以说，社会活动是靠各种关系来维持的，想处理好关系就要善于交际。交际是职业上的"道具"，是待人接物的表现。心理学家称：交际的最高境界是在毫无强迫的气氛里，把诚意传达给别人，使别人受到感应，并产生共识，自愿接受你的观点。搞好交际要做到宽以待人，严于律己，尽量做到既了解对方的立场又让对方了解自己的立场。协调交往能力并不是天生的，也不会在学校里就形成了，而是走向社会后慢慢积累社会经验，逐步学习社会知识而形成的。

5. 创新能力　创新是知识经济的主旋律，是企业化解外界风险和取得竞争优势的有效途径，创新能力是创业能力素质的重要组成部分。它包括两方面的含义，一是大脑活动的能力，即创造性思维、创造性想象、独立性思维和捕捉灵感的能力；二是创新实践的能力，即人在创新活动中完成创新任务的具体工作的能力。创新能力是一种综合能力，与人们的知识、技能、经验、心态等有着密切的关系。具有广博的知识、扎实的专业基础知识、熟练的专业技能、丰富的实践经验、良好的心态的人容易形成创新能力，它取决于创新意识、智力、创造性思维和创造性想象等。

　　上述五个方面的基本素质中，每一项基本素质均有其独特的地位与功能，任何一个要素都会影响其他要素的形成和发展，影响其他要素的功能和作用的发挥，乃至影响创业的成功。因此一个未来的创业者，不仅要注意在环境和教育的双重影响下培养自己的创业素质，而且要重视其整体结构的优化，在创业实践中不断提高自我的创业素质。

　　很多人都渴望创业，但苦于没有资金。想要创业，就必须考虑如何能低成本创业，那如何进行低成本的创业呢？首先必须要有心理准备：要有吃苦和百折不挠的精神，要勤奋，要有正确的方向和方法，要有良好的规划和人生设计。要充分利用现有的资源，要发挥自己的主观能动性，要发挥自己的优势、扬长避短，要善于借势。

四、大学生创业优惠政策

（一）自主创业可享受哪些税收优惠政策？

　　高校毕业生从事个体经营的，在3年内按每户每年9600元为限额依次扣减其当年实际应缴纳的营业税、城市维护建设税、教育费附加、地方教育附加和个人所得税。高校毕业生创办的年应纳税所得额低于10万元（含10万元）的小型微利企业，其所得扣减按50%计入应纳税所得额，按20%的税率缴纳企业所得税。高校毕业生从事个体工商经营的，营业税按期纳税的起征点上调到月营业额20000元，按次纳税的起征点上调到每次（日）营业额500元。

（二）可享受哪些行政事业性收费减免政策？

　　毕业2年以内的高校毕业生从事个体经营的，除国家限制的行业外，自工商行政管理部门登记注册之日起3年内免交登记类、管理类和证照类行政事业性收费；高校毕业生注册资本在50万元以下的公司制企业，允许注册资本零首付，6个月内注册资本到位20%，其余部分2年内到位；高校毕业生创业实体（除国家限制的行业外）自进入省级主管部门认定的创业园（孵化基地）之日起3年内，免收登记类、证照类和管理类等各项行政事业性收费；高校毕业生创业实体进入创业孵化园（基地）进行孵化的，在场所等有关费用方面给予适当资金补助。对创业实体场租费补贴50%；水电费按实际缴纳金额补贴50%。

（三）可享受哪些社会保险优惠政策？

　　高校毕业生自谋职业或自主创业的，可比照灵活就业困难人员享受不超过3年的社会保险补贴；对高校毕业生创办的小微企业，3年内可比照个体工商户缴纳养老、失业保险费；自主创业并参加社会保险困难的高校毕业生，按照其当年实际缴纳社会保险费数额的50%给予社会保险补贴，所需资金从当地就业资金中支出。对持《就业失业登记证》的离校未就业高校毕业生实现灵活就业，并按规定缴纳社会保险费的，给予最长不超过2年的社会保险补贴。社会保险补贴标准按个人实际缴纳基本社会保险费的50%计算，所需资金从就业专项资金中列支。符合条件的高校毕业生可向当地人力资源社会保障部门所属就业服务机构申请社会保险补贴。

（四）自主创业申请贷款需要哪些手续？

高校毕业生自主创业申请贷款需要提供身份证、毕业证、就业失业登记证、营业执照（不需要营业执照的提供其他资格认证）、经营场所、反担保措施等。对符合条件的高校毕业生贷款可享受财政全额贴息补助。在电子商务网络平台开办"网店"的高校毕业生，也可享受小额担保贷款和贴息政策。

（五）创业申请贷款的额度是多少？

对毕业 2 年以内的高校毕业生，其创业担保贷款额度最高不超过 15 万元，超过 2 年的贷款额度一般最高不超过 10 万元；创业担保贷款期限一般不超过 2 年。反担保可采取实物抵（质）押和第三人保证担保等方式。

（六）高校毕业生如何申请办理创业贷款？

由贷款申请人向担保机构提出贷款申请，填写《创业担保贷款申请表》，并提交有关材料；担保机构对贷款申请人提交的材料进行审查。担保机构与经办银行联合对贷款申请人、反担保人或抵（质）押物进行调查和现场审核，并出具调查审核意见书；对经担保机构和经办银行联合审核合格的贷款申请人，按有关规定依法签订反担保合同、担保合同、借款合同后，由经办银行发放贷款。

（七）申请自主创业的高校毕业生，其档案应该如何保管？

按照国家的有关规定，申请自主创业的高校毕业生，可以将自己的档案放在自己入学前户口所在地的政府所属人才交流机构或省内任何一家政府所属的人才交流机构托管。高校毕业生档案存放在人才服务机构可享受以下服务：负责人事档案关系接转相关手续；为毕业生办理转正定级；档案工资的晋升；专业技术职务任职资格的申报；办理落户手续；接转党组织关系，办理预备党员转正，培养发展新党员；出具落户证明、购房工龄证明、计划生育证明、出国政审等；代收代缴五险一金；为暂未就业毕业生推荐就业。

（八）自主创业可享受哪些优惠人事政策？

自主创业的高校毕业生，参加基本养老保险的，考录或招聘到国家机关、事业单位或国有企业工作，其缴费年限可合并计算为工龄。自主创业的高校毕业生，在专业技术职称评定、科研项目经费申请、科研成果或荣誉称号申报等方面，享受与国有企事业单位同类人员同等待遇。

目标检测

目标检测答案

一、选择题

1. 我国的就业政策主要体现在 2007 年 8 月 30 日全国人大常委会第 29 次会议通过并于（　　）年 1 月 1 日起施行的《中华人民共和国就业促进法》

A. 2001 年   B. 2003 年

C. 2008 年   D. 2009 年

2. 职业资格证书分为《从业资格证书》和（　　　）

  A.《注册营养师》   B.《初级会计职称》

  C.《执业资格证书》   D.《执业药师》

3. 下列不属于劳动合同特征的是（　　　）

  A. 主体的特定性   B. 目的的明确性

  C. 内容的法定性   D. 劳动的合法

4. 劳动合同分为（　　　）类

  A. 一   B. 二

  C. 三   D. 四

5. 劳动者在用人单位连续工作（　　　）年，可以签订无固定期限劳动合同

  A. 5   B. 10

  C. 15   D. 20

6. 下列不属于法律规定合同期限的有（　　　）

  A. 有固定期限   B. 无固定期限

  C. 5 年   D. 完成一定工作期限

7. 不属于就业信息特征的是（　　　）

  A. 传递性   B. 可利用性

  C. 总结性   D. 时效性

8. 就业信息分为（　　　）类

  A. 一   B. 二

  C. 三   D. 四

9. 下列不属于创业者类型的是（　　　）

  A. 生存型创业者   B. 主动型创业者

  C. 赚钱型创业者   D. 投资型创业者

10. 对毕业 2 年以内的高校毕业生，其创业担保贷款额度最高不超过（　　　）万元

  A. 15 万   B. 20 万

  C. 25 万   D. 30 万

11. 创业教育的首要内容是培养（　　　）

  A. 创业手段   B. 创业意识

  C. 创业关键   D. 创业原则

二、填空题

1. 就业制度是指国家关于（　　　）合法获取就业机会、维护社会就业行为的根本规定。

2. 现行的就业制度包括（　　　）、劳动合同制度、人事代理制度、（　　　）。

3.《劳动法》规定劳动者与用人单位必须签订（　　　　　），如果用人单位没有及时与劳动者签订劳动合同，则属于违反（　　　　　）行为，当发生劳务纠纷时需要被追究相关法律责任。

4. 固定劳动合同是指（　　　　　）与（　　　　　）约定合同终止时间的劳动合同。

5. 就业信息可以分为（　　　　）和（　　　　）两大类。

6. 就业信息的特征具有传递性、可利用性、（　　　　）、（　　　　）。

7. 请说出三个就业信息的来源，即（　　　　）、（　　　　）、（　　　　）。

8. 创业能力包括决策能力、（　　　　）、专业技术能力与交往协调能力。

9. 创业是创业者通过发现和识别（　　　　），组织各种资源，提供产品和服务，创造价值的过程。

10. 创业者可以分为（　　　　）和（　　　　）。

三、问答题

1. 就业制度的概念是什么？

2. 简述有关劳动合同的内容。

3. 什么是就业信息？

4. 创业的概念是什么？

四、讨论题

1. 为什么终身学习是就业质量不断提高的保证？

2. 小时工是否可以签订口头合同？

3. 把自己当作求职者，可以通过哪些渠道收集就业信息？

4. 一个成功的创业者需要具备的条件是什么？

书网融合……

 微课　　　　 本章小结